ちくま新書

レビー小体型認知症とは何か

——患者と医師が語りつくしてわかったこと

樋口直美
Higuchi Naomi
内門大丈
Uchikado Hirotake

1766

レビー小体型認知症とは何か——患者と医師が語りつくしてわかったこと【目次】

はじめに

樋口直美

多くの人が長寿を祝う時代になりました。同時に、私たちは、人生最後の一〇年ほどを脳や体の病気と共に生きることが当たり前になりました。

がんは、生涯で二人に一人がかかる病気ですが、認知症はそれ以上です。九五歳以上の女性では八四%の方が認知症、それ以外のほぼ全員は軽度認知障害という報告があります。それは長寿の結果であって、もう病気とも呼べないかもしれません。

レビー小体型認知症（レビー小体病）も、**診断を受けていないだけで、脳や全身の細胞に「レビー小体」というたんぱく質の塊が溜まっている高齢者は、驚くほど多いのです。**例えば、大きくはっきりした寝言を言う方はそうだと言われています（でも、悲観するのはまだ早い）。

これだけ認知症が身近になったのに、そのイメージや知識はどうでしょうか？

昔、「がんになったら終わり」と思われていた時代がありました。私の母は、若い頃、がんと誤って診断されたことがあり、母の思い詰めた表情を覚えています。

半世紀後の今、そのイメージは変わりました。もちろん心身への負担の大きい大変な病ではありますが、治療を受けながら仕事や趣味の活動を続ける方はたくさんいます。知識も浸透し、がんの種類やステージによって症状や病態が違うことを知らない人はいないでしょう。

一方、認知症は？　そのイメージは、五〇年前のがんと似ていませんか？

そもそも「認知症」は状態であって、その状態を引き起こす病気はたくさんあるのですが、多くの人が記憶障害で始まる一つの病気のように捉えています。そして、「最もなりたくない病気」と言われ続けているのです。

私は、五〇歳の時に「レビー小体型認知症（DLB）」と診断され、治療を続けている患者です。診断後、自分の病態を観察、記録し、「従来の説明はちょっと違うよ」と書き続けてきました。当事者を苦しめる、認知症やレビー小体型認知症に被せられた、どす黒いイメージを変えたいと願ってきました。

その最初の本、『私の脳で起こったこと』が二〇二二年にちくま文庫に入り、同じ編集者の羽田雅美さんからレビー小体型認知症を理解するための本の執筆依頼を受けました。医師ではなく患者に依頼するなんて、なんという蛮勇だろうと内心驚きました。

しかし、医療者が外から見て解説してきた症状と自分で体験する症状には、間違いなくズレがあったのです。そして病名が知られていくと同時に誤解も広がっていくように見えることに、私は胃がねじれる思いでいました。その誤解は、診断された本人や家族から希望を奪い、治療やケアの不適切さを覆い隠し、病状を悪化させてしまうからです。

この本は、そんな誤解を一つひとつ解き、希望を持って生きるための方法と知識を伝える内容になっています。

例えば、常識のように言われている「レビー小体型認知症の患者は、問題行動が多い」「進行が早い」。

「そうとは言えない」と、この本の対談相手、内門大丈医師は語っています。

内門先生は、レビー小体型認知症の患者を大勢診てこられた医師です。レビー小体型認知症研究会の事務局長、横浜市立大学医学部臨床教授を務めながら、認知症関連の書籍の監修など多彩な活動をされています。認知症研究で有名な米国のメイヨークリニックに、研究留学をされてもいます。

私が一人で執筆するよりも、診断や治療など医療に関しては専門家にお話を伺う方が良いと考え、私から直接対談をお願いしました。そして私自身が長年抱いてきた疑問や本音、患者や家族から伺った切実な悩みの数々をストレートにぶつけ、回答をいただくことができました。

私は、元医療関係者でもその家族でもないのですが、この病気に関しては、専門書や論文も読んで学びました。四〇代の頃、知識がなかったためにうつ病と誤って診断され、六年近く苦しい日々を送った経験と反省が、私を医療情報収集に駆り立てたのです。

レビー小体型認知症の診断から一年半後、勇気を振り絞って実名で声を上げてからは、たくさんの医師と出会い、お話しする機会を得ました。その度に質問をし、多くのことを教えていただきました。体調が安定しないので、当事者支援の活動などはしていないのですが、この病気の当事者やそのご家族からお話を伺う機会も度々ありました。

臨床経験豊かな医師とこんな患者の対談ですので、診断や治療に関しても他の本にはない踏み込んだ内容となりました。

レビー小体型認知症に限らず、脳や神経の病気になっても、老いてできないことが増えていっても、満足して生きていくための道はあります。

レビー小体病（レビー小体型認知症、パーキンソン病、他）は、知識さえあれば、素人にも早期発見ができますし、早くから適切な治療とケアを受ければ、長く良い状態を保つことができます。短命になることもありません。

残念ながら、実際には、その逆になっている例が多く、「この病気は、進行が早いから」などと諦められている状況があります。

知ってさえいれば避けられる落とし穴に転がり落ちて苦しむ人が一人でも減ることが、私の長年の切なる願いです。

この病気には、希望がたくさんあるのです。

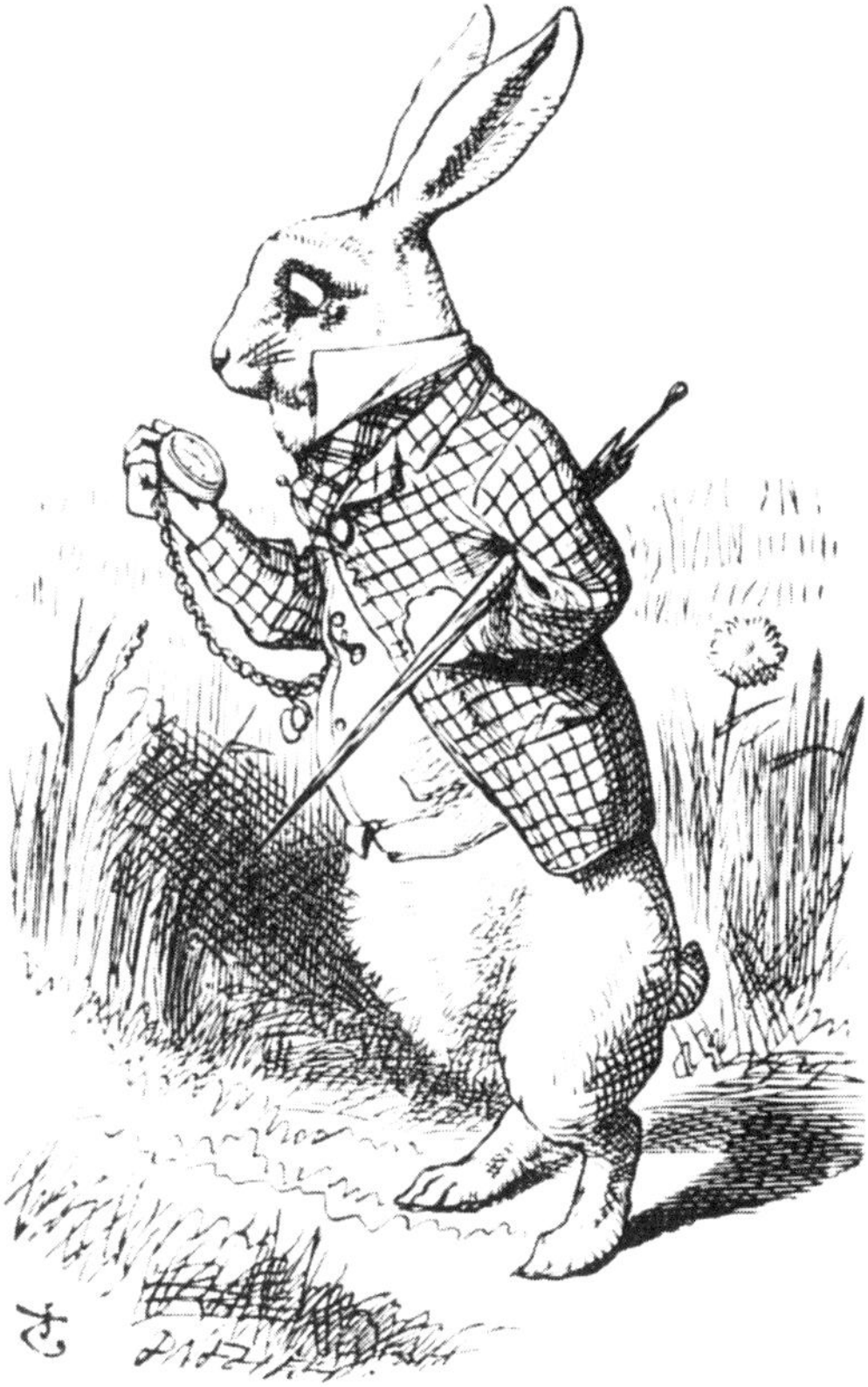

第一章

レビー小体型認知症とは、どんな病気なのか?

ルイス・キャロル「不思議の国アリス」から
作者自身の視覚変容体験を描いた作品と言われている

†誤解が多く、発見が遅れがちな病気

樋口　レビー小体型認知症の診断を受けた本人（樋口）と、この病気に精通する医師（内門）が対談する本は、初めて出ると思います。私は、当事者や家族が長年抱えてきた問題もお伝えして、ご意見をうかがいたいと思っています。今までの本にはなかった、突っ込んだ内容にしたいですね。

レビー小体型認知症は、最近、病名だけは少しずつ知られてきました。漫画家の蛭子能収《えびすよしかず》さんが公表され、米国人俳優のロビン・ウィリアムズさんがそうであったと遺族が公表されています。でも、私はこの病気に対する誤解が、専門職の方にもまだ多いなと感じています。たくさんある症状の一つに過ぎない幻視ばかりがセンセーショナルに取り上げられている、という印象もあります。

内門　認知症の状態を引き起こす原因疾患は六〇種類以上あって、アルツハイマー型認知症が一番患者数が多いんですが、次に多いのがレビー小体型認知症と言われています。ただ、**発症していても見逃されていたり、違う病名を診断されたりしている人が多いのが課題ですね。**

樋口　症状があまり知られていないので、発見が遅れがちですよね。ごく早い時期に本人が体調の異変に気づいて、眼科や内科や整形外科やいろいろな科で検査しても「異常なし」と言われてしまいます。私自身もそうでした。

内門　この病気は、発症する前から前兆としてさまざまな症状が出やすいんです。嗅覚障害でにおいがわかりにくくなる、便秘、うつ、起立性低血圧といって立ちくらみ、大きな寝言などですね（表①）。

大きな寝言は「レム睡眠行動異常症（ＲＢＤ）」と言って、レビー小体型認知症を診断する際の重要な特徴の一つです。レム睡眠の時に夢を見るんですが、普通は筋肉が弛緩しているので動けません。でも、筋弛緩が起こらなくなるために、夢の通りに大声で話したり、叫んだり、激しく動いたりするわけです。ただ、知識がないと前兆だとは気付けませんよね。

樋口さんのように幻視がかなり早くから現れる人もいれば、最後まで出ない人もいます。最初に出る症状は、嗅覚障害だという医師もいますね。初期から嗅覚障害と味覚障害が起こる。匂いがわからないと、味も少しわかりにくくなるんです。ただ、患者さんからの訴えは少ないので、自分ではなかなか気づきにくいのかな。

◎＝診断で重視される症状　＊＝ごく初期から出やすい症状

症状名	具体的な例	注　意　点
嗅覚障害　＊	食べ物の匂いや悪臭に気づかない	自分では気づきにくい・味も変わる
抑うつ・アパシー　＊	気力が低下し、何もしなくなる 心配性になり、不安がる・悲観的になる	うつ病と誤って診断されやすい
薬剤過敏性	薬を飲んだ後に寝込む・ぼんやりする・ フラフラする・転ぶ・体が硬くなる・他	精神科で出る薬や特定の薬（風邪薬・胃薬・頻尿の薬など）で起こりやすい
自律神経症状　＊	便秘・立ちくらみ・失神・頻尿・日中にうとうとする・不眠・疲れ易い 寝汗がひどい・汗が出ず微熱が出る・倦怠感・冷え・のぼせ・むくみ・下痢・頭痛・胸痛・体の痛み・動悸・息苦しさ めまい・ドライアイ・夜間の見えにくさ イライラ・食欲不振・耳鳴り・痺れ・他	食事中に血圧が大きく下がりやすい 過食、早食い、高温食を避ける 水分をこまめに摂る 体温調節が難しく、ひどく寒がったりする 部屋の温度や湿度を快適に保つ、他
幻視以外の幻覚 （幻聴・幻臭） （体感幻覚）	ない音が聞こえる・ないにおいがする 体に何か張り付いていると感じる	精神疾患と間違われやすい

表① レビー小体型認知症の主な症状

症状名	具体的な例	注意点
認知機能障害 ◎	大事な約束を忘れる・日を間違える	初期には記憶障害は必ずしも目立たない
（遂行機能障害）	料理や家電の操作が苦手になる	進行しても記憶障害が比較的軽い人がいる
（視覚認知機能障害）	車の駐車が苦手になる・車を擦る	
（注意障害）	2つのことを同時にできない・計算が苦手になる	
レム睡眠行動異常症(RBD) ◎＊	寝言を大きく、はっきり話す・叫ぶ	寝ぼけや夜間せん妄と間違われやすい
	夢の通りに激しく動く	RBDでは夢の内容を覚えていることが多い
パーキンソン症状 ◎	動作が遅い・歩幅が小さく不安定	初期に出るとパーキンソン病と診断される
	よく転ぶ・猫背・表情が乏しい	最後まで出ない人もいる
	筋肉や関節がこわばる・手足が震える	
認知機能の変動 ◎	しっかりしている時とぼんやりして反応が鈍くなる時がある	1日の内で変わることもあれば長い期間で変わることもあり、見逃されやすい
幻視 ◎	ないもの（人・動物・虫など）が見える	妄想や精神疾患と間違われやすい
錯視	コードがはっきりと蛇に見える	幻視も最後まで出ない人がいる

注）どの症状が、どの順番で、どの程度出るか／出ないかは、1人ひとり違い、個人差が非常に大きい

樋口　私もいつから嗅覚や味覚が低下し始めたかは、自分でもわからないです。少しずつ変わっていくと、気づくのは想像以上に難しいと思います。私は、嗅覚障害の前に便秘や倦怠感や頭痛などの体調不良を感じていました。幻視はさらに前からでした。

内門　自律神経を障害されるので、血圧の変動も大きいし、全身に不調が現れますね。薬に過敏になるので、**薬が原因で体調不良を起こしやすい点にも注意が必要**です（42頁参照）。

樋口　全身病と言われる所以ですね。どの症状が出て、どれは出ないのか、いつ、どんな順番で出るのかも人によって違うし、進行速度もかなり違いますよね。

三〇年くらい前から幻視や体調不良があった、という八〇代前半の方とお話ししたことがあります。認知症はあるんですが、しっかりお話しできる方でした。家族の顔や名前も忘れないそうです。

内門　レビー小体型認知症は、その名前の通りレビー小体というたんぱく質の塊が神経細胞の中にたまることで起きる病気です。レビー小体がどこに、どのくらいの量が蓄積しているかによって症状の出方はかなり違ってきます。脳の限られた場所に少量しかなければ、ほとんど症状は出ません。**主症状も、人によっても時期によっても違うし、初期には認知**

症とまでは言えない患者さんも珍しくないので、「レビー小体病（LBD = Lewy body disease)」と呼んだ方がいいだろうと、私は思っているんです（図①）。

樋口　私も、医師から「レビー小体病当事者」と名乗った方が適切だと言われて、そうしています。全員が同じ症状と経過ならすぐわかるのに、違うからわかりにくいんですね。「診断まで一〇年かかって大変だった」と、以前はよく聞きました。

内門　最近は、レビー小体型認知症になる前段階が三タイプあるという、マッキースという研究者の論文[1]があって、注目されています。

一つ目は、認知機能の低下から始まるタイプ。遂行機能が落ちて料理が苦手になるとか、視覚性認知機能が低下して、車の駐車が苦手になったりします。二つ目はせん妄から始まるタイプ。せん妄は、意識レベルが下がった状態ですね。三つ目は、精神症状から始まるタイプです。うつや幻視などです。他にも、自律神経障害とか、嗅覚障害から始まるタイプなどもありますね。

樋口　記憶障害から始まらないので、気づかれにくい病気になっていますよね。

図①　レビー小体によって起こる病気

レビー小体病（ＬＢＤ）

- パーキンソン病（ＰＤ）
- 認知症を伴うパーキンソン病（ＰＤＤ）
- レビー小体型認知症（ＤＬＢ）
- 純粋自律神経不全症（ＰＡＦ）
- レム睡眠行動異常症（ＲＢＤ）

・レビー小体がどこに蓄積するかによって病名は異なる。経年と共に蓄積する範囲が広がると、症状が変化していき、別の病名になっていく。

・これらの病気は重なり合い、共通する症状が多い。DLB と PDD は解剖すると非常に似ている。アルツハイマー病理変化を伴うことが多く、血管障害や他の脳の病気を併発することも珍しくない。

DLB=dementia with Lewy bodies
PDD=Parkinson's disease with dementia

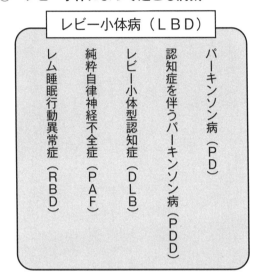

原因不明の体調不良の場合、可能性あり

内門　六五歳以上で原因不明の体調不良があった場合は、認知機能に問題がなくてもレビー小体病の可能性を考えてもいいのかなと思います。

本当にその可能性が高いと思われる場合は、心臓の交感神経の状態を調べるMIBG心筋シンチグラフィとか、脳内伝達物質であるドーパミンの量を調べるDATスキャンといった画像検査をします（表②）。

でも、それが全部陰性でも、レビー小体病の可能性を一〇〇パーセント否定はできないんです。だから経過を診ていかなくてはいけませんね。

診断には、レビー小体型認知症の臨床診断基準（図②）を参考にします。特に重視される特徴は四つ。認知機能の変動、パーキンソニズム（パーキンソン症状）、レム睡眠行動異常症、幻視です。もうワンランク下のいろいろな症状も知っていれば、診断の精度は上がりますね。

樋口　認知機能の変動は、アルツハイマー病にはない特徴ですね。私自身、頭がしっかり働く時と全然ダメな時があります。パーキンソニズムは、パーキンソン病のように歩幅が

内容
日本で開発された口頭で答える認知機能簡易検査
国際的な認知機能簡易検査。動作や作図もある
指示に従って時計を描かせ視空間認知機能を調べる
手本を見て、その形を手で真似できるかを調べる
曖昧な模様の中に人や動物の顔が見えるかを調べる
脳腫瘍や脳出血などの異常がないかを調べる
脳の断面を画像化。脳の萎縮の程度をソフトを用いて解析できる。ただし、脳の萎縮の有無で診断はできない
ドパミン神経の低下（変性・脱落）があるかを調べる。パーキンソン病など他の病気でも低下を示す
DLB 患者の約 60% が後頭葉の血流低下を示す
心臓の交感神経の機能を調べる。パーキンソン病や糖尿病など他の病気でも低下を示す
レム睡眠行動異常症や睡眠時無呼吸症候群の有無を、確認する

表② レビー小体型認知症 診断のための検査

	略称	正式な検査名
認知機能検査	MDS-R	改訂長谷川式簡易知能評価スケール
	MMSE	ミニメンタルステート検査
視空間認知機能検査	CDT	時計描画テスト
		山口式キツネ・ハト模倣テスト
		パレイドリアテスト
画像検査	CT	コンピュータ断層撮影法
	MRI	磁気共鳴画像
	DAT スキャン	ドパミントランスポーターシンチグラフィ検査
	SPECT	脳血流 SPECT 検査
	MIBG 心筋シンチ	MIBG 心筋シンチグラフィ検査
睡眠障害の精密検査	PSG	睡眠ポリソムノグラフィー検査

注） 1つの検査でレビー小体型認知症と特定できるものはない。複数合わせても100%正しい診断にはなりえない。

図②

レビー小体型認知症の臨床診断基準（2017年度改訂版）

以下の表を基準にレビー小体型認知症の診断は行われます。症状として必ず認められなければならないのが中心的特徴である「進行性の認知機能低下」です。この症状がある場合は、さらに、中核的特徴と、指標的バイオマーカー（ある疾患の有無や、進行状態を示す目安となる生理学的指標のこと。画像検査などが使われる）の中に当てはまる項目がいくつあるのかを確認します。その数により、具体的に診断されます。（このほかに「支持的特徴」と「支持的バイオマーカー」があります。）

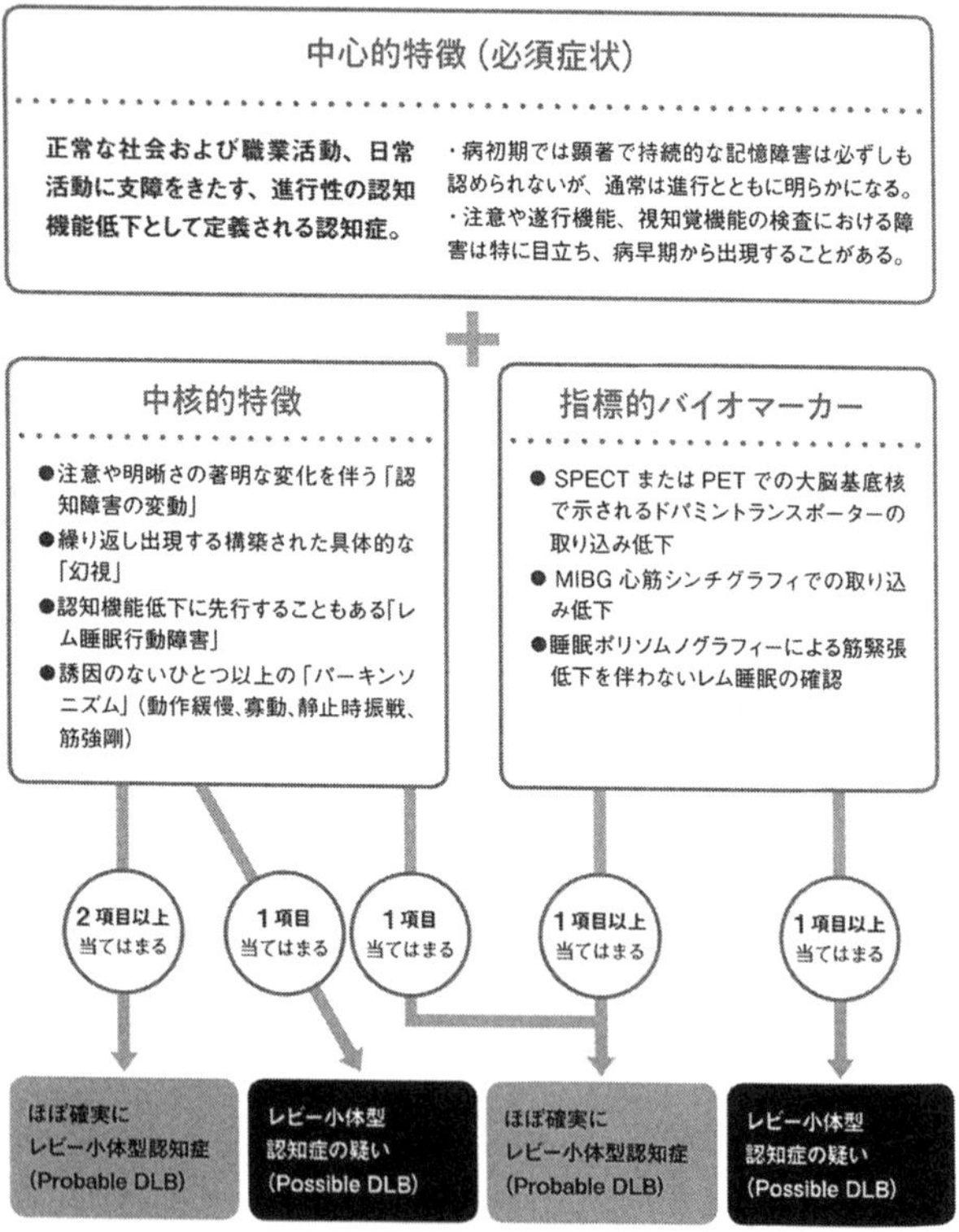

（『レビー小体型認知症　正しい基礎知識とケア』p.39より転載）

小さくなったりする症状ですが、知らないと老化と思われたりします。幻視は幻覚の一種で、実際にはいない人や動物や虫などが見える症状ですね。私にもあります。

内門　診断基準では、「進行性の認知機能低下があること」が一番上に来ていますが、それが目立たない人もいるんです。低下する認知機能も、初期の頃は、記憶障害よりも注意障害、遂行機能障害、視覚認知障害だったりします。

樋口　「もの忘れはなかったから、まさか認知症だなんて考えもしなかった」と、レビー小体病の介護家族の方から聞いたことがあります。

内門　認知症はまず記憶障害って思われていますからね。遂行機能障害は、料理の手順が苦手になったり、慣れた家電の操作がわからなくなったりします。樋口さんは「注意障害で、二つのことが同時にできない」と、ご著書に書かれていましたね。

樋口　注意障害って、たくさんある情報の中から自分に必要なものだけを取り込んで、その他は無視する能力が低下することだと思うんです。よく言われるような、注意力の低下ではないように思います。例えば、テレビを観ている時や電話中に横から話しかけられると、両方とも聞き取れなくなります。映画や動画でも、ＢＧＭが大きめだと声が聞き取り難い。耳が音楽の方に勝手に引っ張られて、肝心の声を拾えないんです。

料理も同時進行が無理なので、一品ずつ作ります。別のことをすると前にしていたことが意識から抜け落ちるので、何をするにもタイマーを使って音で気づくようにしています。音で「あっ。洗濯物を干すんだった」とか、中断した作業を思い出します。

Ｚｏｏｍで、画面に参加者が大勢並んでいるのも苦しいです。全員の一挙一動が強制的に目から脳に入って来る感じで、クラクラしてしまうんです。情報量がキャパシティーを超えていると感じます。

内門　多様な特徴やそういう具体的な症状を知ってさえいれば、レビー小体病の可能性に気づけるようになりますよね。「家族が気づいたのに、医者が気づけない」という不満を聞きますが、症状を知っているかいないかだけなんですよ。知ってさえいれば、「においがわからない。寝言が大きい。よく見間違う。人がいるって言う。レビー小体病かも」となるわけです。

レビー小体型認知症でも記憶障害や認知症がない患者がいることは、そういう患者を診ている医者はよくわかっています。でも認知症の定義とは異なってしまうので、みんな誤解しますよね。だから私みたいな専門家が「認知症とは言えない状態でも、レビー小体病だという人は結構いるんですよ」と言っていかないと、「認知症なら、記憶障害があるべきだ。ないなら認知症じゃない」みたいな、誤った判断をされてしまうわけです。

樋口　ある介護家族から聞いたことがあります。六〇代の母親が「夕方になると植木の中に人の顔や動物が見えるけど、何かしら？」って言いだした。でも、家族は老眼が進んだだけだと思っていたそうです。記憶障害もないし、家事もできていたからと言うんです。もし知識があって、その時に気づいていたら、その後の混乱も苦労もなかったのにって。レビー小体型認知症と診断されるまでに、一〇年以上かかったそうです。

それから、私もそうなんですが、夜、道路の車線がよく見えなかったり、青い字が読みにくくなったりもするんですよ。だから、最初に眼科に行く人が多いと読んだことがあります。

私は、三〇代の終わり頃から体調の波が出てきて、不調になると頭痛や倦怠感で、かなりつらかったんです。それで内科や婦人科を受診しましたが、検査しても「異常なし」と言われて。幻視で人を見ることも三〇代からありましたが、すぐ消えるので目の錯覚だと思っていたんです。知識がないと、気づけないんです。

†レビー小体とは何か

樋口　病名にある「レビー小体」って何ですかってよく聞かれます。

内門　レビー小体は、主にα《アルファ》シヌクレイン[2]というたんぱく質が細胞の中で凝集体になったものです。ただ、老化によってもたまるものなので、亡くなられた正常老化の人の脳を解剖してみたらレビー小体がたまっていたっていう場合は少なからずあります。生きているうちには症状が出なかったというだけなんです。脳の中で、レビー小体の出やすい場所も決まっています。年とともに増えることもわかっている。そういう特殊なたんぱく質です。

　平塚で家庭医をされているある先生が「今後の超高齢社会では、レビー小体病もどんどん増えるでしょう。レビー小体病をよく知らずに間違った治療をしてしまうと、悪化して大変なことになる」とおっしゃっていましたが、その通りだと思います。

樋口　**特定の薬で、激しい副作用が出やすくなることも特徴**ですからね。レビー小体は、レビーという研究者がパーキンソン病患者の脳で発見したということも、あまり知られていませんね。

内門　パーキンソン病は、レビー小体病の一つです。ある脳神経内科の先生は、「もしも一二〇歳まで生きたら、全員パーキンソン病になる」と話されていました。長生きしたら、人間は漏れなくレビー小体を持つことになりますよってことです。認知症の一番のリスクは何かって言うと、レビー小体病に限らず「加齢」なんです。

樋口 二〇一九年に、NHKの「ガッテン！」という情報番組でレビー小体を特集したんです。レビー小体によって起こる病気としてレビー小体型認知症とパーキンソン病が紹介されて、私も少し出ました。その時、「亡くなった高齢者の三人に一人からレビー小体が見つかった（解剖した人の平均年齢は、八三歳）」と解説していました。でも、全員がレビー小体病になるわけではなく、レビー小体があっても発病しない人もいるということでした。

内門 高齢者に限定するともっと割合が上がると考えられるので、三人に一人と言われても違和感はないです。レビー小体は、年を取れば取るほど増えていきますから。

†認知症は、どう予防すればいいのか

樋口 認知症の予防法特集をよく雑誌で見ますが、決定的な方法はまだないですよね？

内門 アルツハイマー病を想定した認知症のリスク低減のためのガイドラインを、WHO

（世界保健機関）が出しています。やっぱり運動とか生活習慣病の予防とか、要は体を労わりましょうっていうありきたりの話ですね。若い頃から知的活動をしましょうとか。

樋口　体も頭もたくさん使って健康的な生活を、ということですよね。レビー小体病にも通じると感じます。私も食事とか運動とか、生活には気をつけています。

内門　体質もあるのかもしれないけど、**体の状態を健康的に保つことが、レビー小体病に限らず認知症予防には意味がありますよね。**

樋口　以前、レビー小体は病気の本当の原因ではなくて、別の悪いもの、つまり真犯人を包み込んだ封入体じゃないかという説もありましたよね。

内門　レビー小体を形成することで、神経細胞を守ってるんじゃないかという話ですよね。その後のレビー小体の位置付けは、私もよくわかってないです。例えば、アルツハイマー病ではアミロイドβ《ベータ》の脳への蓄積が引き金となって、タウたんぱく質が神経細胞にたまると神経細胞が壊れるという「アミロイドカスケード仮説」が支持されていますが、これもまだ確証的ではありません。

　確かに「レビー小体って何？　なぜたまる？」と聞かれると、答えるのは難しいですね。加齢とともにいろいろな特殊なたんぱく質がたまるのは、確かなんですけど。

現時点では、レビー小体を手術や薬で取ることはできません。でもレビー小体自体に働きかける薬剤の研究は、進んでいると思うんです。

樋口　つい最近、血液検査によってパーキンソン病やレビー小体型認知症を見つけられるという研究[3]が発表されましたね。実現にはまだ時間がかかるだろうと言われていたのに。

内門　血液検査でわかれば画期的だと思いますが、実際に臨床で行われるにはやはりまだ時間がかかりそうです。レビー小体病に関して、いろいろな仮説や研究が次々と出てきていますよね。

樋口　どんどん研究が進んでほしいです。

よくテレビや雑誌で「レビー小体型認知症は、認知症の中の約四パーセント（図③）」という古いデータを出すんです。だから、稀な病気だと思っている人が大勢います。少し前までは介護施設で、「うちの施設には一人もいません」と時々聞きました。正しく診断されていないだけだったと思うんですが。

内門　そうです。見過ごされているだけで、意外と多いんです。過去一〇年間、前のクリニックで週に二日、半日ずつで、累計一〇〇〇人ぐらいの患者さんを診ていたんです。その中で、レビー小体型認知症と診断した人は一四パーセントいました。病理学的には二〇

図③　レビー小体型認知症の患者割合

[診断されていた病名[1]]

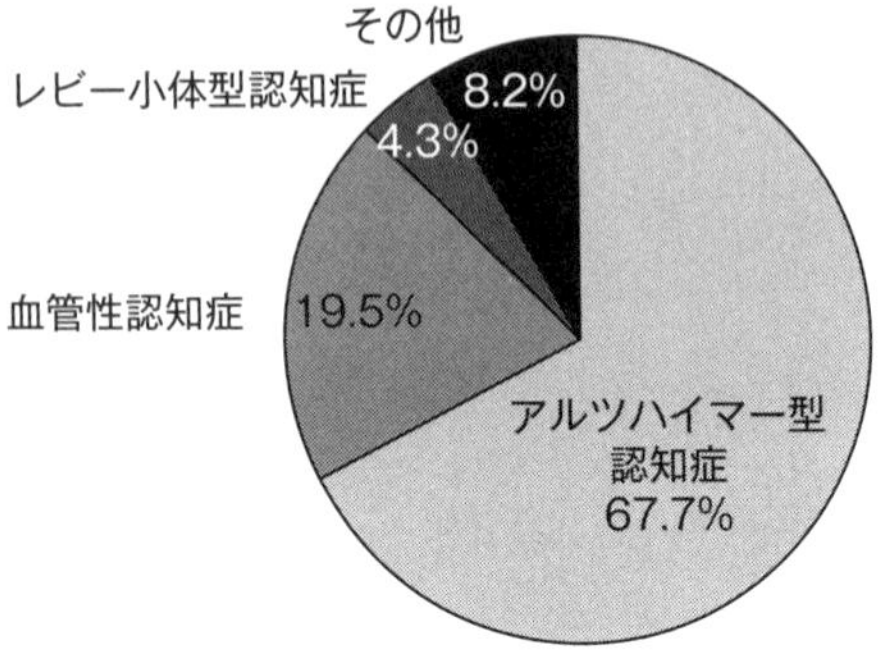

[解剖して判明した病名[2]]

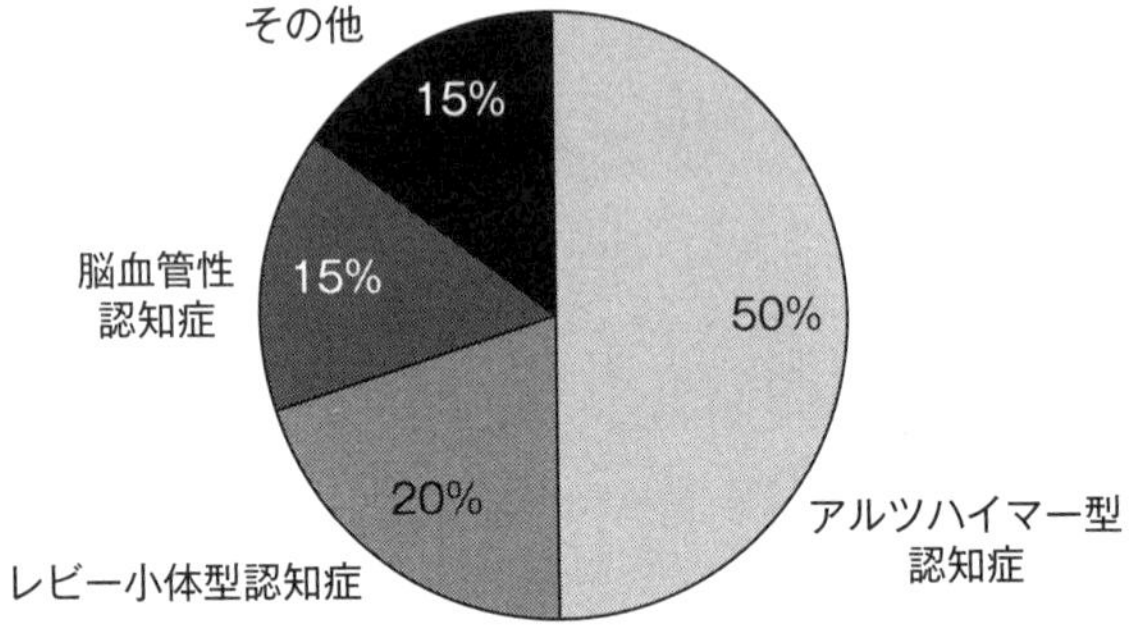

1）朝田隆：厚生労働科学研究費補助金認知症対策総合研究事業「都市部における認知症有病率と認知症の生活機能障害への対応」平成23年度～平成24年度総合研究報告書。3,2013.

2）日本神経学会（監修）：認知症診療ガイドライン2017第１版 医学書院．2017；p.237（CQ7-1）．神経病理診断では、レビー小体型認知症は認知症疾患の20％前後とされ、アルツハイマー型認知症に次いで多い。

小阪憲司（編）：レビー小体型認知症の診断と治療　臨床医のためのオールカラー実践ガイド．harunosora.p.13.より

パーセントぐらい（図③）と言われていますね。

八五歳以上の人だと、幻視もパーキンソン症状もないけれども、無症候にレビー小体がたまっている人まで含めると、かなりいるんじゃないかと思います。もの忘れ外来とか高齢者外来に来ている人は、二人に一人ぐらいはいるのかもしれないないという気はします。

樋口　他の病気と診断されていても、レビー小体の影響を受けているかもと頭に置いておくだけで、だいぶ違いますよね。幻視が出ても驚かないし、体調不良とか薬への過敏性とかに気を付けていたら、劇的悪化など、悲惨な事態を避けられると思うんです。完治こそしませんが、希望がある病気なんだよって伝えたいです。

†レビー小体型認知症の歴史

樋口　大昔からこの病気はあったわけですが、発見されたのはつい最近のように世間では思われていますね。

内門　世界で初めて症例報告されたのは、一九七六年ですね。発見された医師の小阪憲司先生は、最近（二〇二三年三月一六日）亡くなられました。医師や研究者のためのレビー小体型認知症研究会や、患者や家族を支援する「レビー小体型認知症サポートネットワー

表③　レビー小体型認知症をめぐる年表

1817年	パーキンソンがパーキンソン病を初めて報告
1912年	レビーがパーキンソン病患者の脳内で レビー小体を発見
1919年	トレティアコフが「レビー小体」と命名
1976年	小阪憲司が認知症とパーキンソン症状を示し、大脳皮質や扁桃核にレビー小体が多数存在する症例を世界で初めて報告
1980年	小阪憲司が「レビー小体病」を提唱
1984年	小阪憲司が「びまん性レビー小体病」を提唱
1995年	レビー小体を伴う認知症の初の国際ワークショップが英国で開催
1996年	「レビー小体型認知症」の命名と共に、 臨床・病理診断基準が発表された
2005年	診断基準改訂。パーキンソン病・認知症を伴うパーキンソン病・レビー小体型認知症をまとめて「レビー小体病」とよぶことが記載される
2006年	第4回国際ワークショップを小阪憲司が日本（横浜）で開催
2008年	レビー小体型認知症研究会とレビー小体型認知症家族を支える会が発足
2015年	レビー小体型認知症家族を支える会は、 レビー小体型認知症サポートネットワーク（DLBSN）に名称変更
2017年	診断基準改訂

ク（DLBSN）」という組織を全国各地に作ることにも尽力されていました。私も研究会の事務局をさせていただいて、先生にはお世話になりました。

樋口　私も何度もお会いしたんですが、一九九五年にイギリスで開かれた国際ワークショップ（表③）で、病名が「レビー小体型認知症（DLB＝dementia with Lewy bodies）」に正式に決まってしまったのは残念だった、と話されていたのが印象的でした。「この病気は認知症が出る前に多彩な症状が現れるから、認知症が出てから診断して治療を始めても遅いんだよ。もっと早期に気付いて対応していくことが大事なんだ」と力説されていました。

内門　小阪先生が最初にこの病気を発表した時は、「びまん性レビー小体病」と呼んでいましたからね。その中にいくつかの分類があって、パーキンソン病もレビー小体型認知症も含まれていました。つまり、この病気を認知症とは言ってないわけです。

その国際ワークショップでは、病名を「小阪病」にという議論もあったんですが、小阪先生自身がそれは望まなかったようですね。

樋口　当事者とお話しすると、「まだ認知症の段階とまでは言えないから、診断しない」と病院で言われた方が何人もいます。体調は悪いし、幻視はあるし、ミスも増えて困っているのに、治療もしてもらえない。私もそうでしたが、「進行して認知症になるまで待て」って、命綱を切られたような気持ちになりました。

内門 医師への啓発が、あまり進んでいないせいですね。レビー小体型認知症研究会に所属する先生方は、認知症が明らかになる前からいろいろな症状が出ることは把握していま す。**通常六五歳以上の高齢者の方で、嗅覚障害、便秘、立ちくらみとかの自律神経障害があったら、レビー小体病の可能性を考えます。**

樋口 進行が早いように言われていますが、長年同じ状態を保っている方の話もよく聞きます。いろいろな理由でいったん悪化しても、適切な治療とケアで回復したという体験談も度々聞きます。そういう特徴を持つ病気なんですが、それも一般的な認知症のイメージとは随分違うし、知られていませんね。

症状も個人差があまりにも大きくて、同じ病気とは思えないくらい違いますよね。

†レビー小体がたまる場所で、症状が違う

内門 レビー小体は、脳だけではなく全身の神経や臓器にたまりますからね。そのたまり具合によって症状も違うだろうと思います。

脳の下の方にある脳幹という部分を中心にレビー小体がたまるのが、パーキンソン病です。大脳皮質といって脳の表面部分全体にまで広がると認知症が出てきて、レビー小体型認知症になります。この二つの病気は、連続性があって、診断基準や症状もほぼ共通しています。だから大きくレビー小体病として捉えて、経過を診ていった方がいいですね。

樋口　レビー小体で起こる病気には、純粋自律神経不全症（PAF）もありますね。

内門　はい。**レビー小体がたまる場所によって、違う病名になります。**レビー小体は加齢と共に増えて、たまる場所も徐々に広がっていきますから、症状も変わっていきます。

アルツハイマー病の場合は、脳にアミロイドβやタウというたんぱく質がたまるんですが、やっぱり加齢と共に増えていきます。そしてレビー小体型認知症でも、レビー小体と一緒にアミロイドβがたまってくるのが一般的なんです。程度は人によって違いますが。

アメリカでレビー小体病の研究をやっていた時、アミロイドβとタウとαシヌクレイン（レビー小体の主成分）が、相互に凝集を促進したり、お互いの病理プロセスを加速したりする可能性があるという論文がいくつも出ていました。つまり、アミロイドβやタウがあると、αシヌクレインの蓄積も増えるし、αシヌクレインがあるとアミロイドβやタウの蓄積も増える。年を取ると、正常でもある程度アミロイドβやタウはたまってきますからね。そこにαシヌクレインが少量でもあると、お互いに高め合って増殖を促進してしまうというイメージです。

樋口　両方あるかどうかで、かなり変わるんですね。そして両方とも加齢で増えるので、高齢のレビー小体型認知症の方の多くは、アルツハイマー病の要素もあるというわけですね。

内門　アミロイドβが全然なくて、レビー小体だけがたまる人も中にはいます。以前は、そういう人は認知症にならないと考える医師が多かったんです。私は、大学院の時の論文でレビー小体だけで認知症をきたした症例[4]を報告しました。四三歳発症で五〇歳で亡くなった人です。明らかな遺伝負因（遺伝子上の障害）や遺伝子異常はありませんでした。しかし、この症例のようにアルツハイマー病理変化をほとんど合併しない人は、やっぱり少ないんじゃないかと思います。高齢者であれば、どの人の脳にもアミロイドβが多少はあると思うんです。

　レビー小体だけでも認知症は出るんですが、それも稀かもしれないとも言われていて、明らかに認知症になるのは、アルツハイマー病のようにアミロイドβやタウが大量にたまった人だと言う先生もいます。

樋口　その辺も明確にはわかっていないんですね。「**認知症にならないレビー小体型認知症患者もいる**」とレビー小体型認知症研究会のサイトの「Q＆A」にありますね。

　同じレビー小体型認知症でも記憶障害が強い方もいれば、「認知症らしくない」と言われてしまう方もいるのは、アルツハイマー病との重なり具合なんですね。

内門　一五年くらい前から診ているレビー小体病の患者さんがいるんですが、今でも認知症ではないですよ。数年前からパーキンソン症状が出てきて、幻視やレム睡眠行動異常症もあるんですが、認知機能は低下していません。

樋口　他の医師から聞いたんですが、診断の三〇年ぐらい前から大きな寝言があったという患者さんがいたそうです。経過がものすごく長いですよね。

内門　私が診断した五五歳の人も、三〇歳頃から寝言があったそうです。レビー小体病なんですが、認知症ではないです。

　レム睡眠行動異常症があったら、将来レビー小体病になっていくかもしれないんですが、それを伝えたら不安だけ煽ることになるから、言わない方がいいっていう医師もいますね。

樋口　大きな寝言は、レビー小体病の前駆症状の場合がありますって話すと、「えっ、私もあります」という方がいます。でも、必ずしもレビー小体病になるわけではないんですよね？

内門　レム睡眠行動異常症があるということは、レビー小体を形成するαシヌクレインがたまっているということです。特発性のレム睡眠行動異常症（ｉＲＢＤ）は、レビー小体病の前駆段階と考えられています。ただ、αシヌクレインがたまっていても発症しない人もいるので、最終的に認知症になるかどうかには個人差があります。αシヌクレインの蓄積量と広がりによると考えられています。

樋口　過度に心配したり、不安に思ったりしないでほしいです。

レビー小体病は薬に対して過敏になる

内門　「認知症疾患診療ガイドライン２０１７」が、インターネットでダウンロードできます。その中にアルツハイマー型と診断されてから亡くなるまでは、一〇年くらいで、診断時からの生存期間はレビー小体型認知症のほうが短いとする報告があります。報告によりばらつきがありますが、平均罹病期間は、三年から七年とも書かれています。[6] でも実際は、初期にきちんと診断できていないだけで、もっとずっと経過が長いだろうと思います。相当高齢になるまで気づかれず、かなり進行した段階でやっと診断された場合は、そういう数字になるのかも知れません。この病気は、うまくコントロールできればそんな短命になるということはないんですよ。

樋口　私も自分が診断された頃、「すぐ寝たきりになって死ぬ」という説明を読んだので思い詰めていました。孫の顔も見られないんだなって。でもその後、治療やケアが適切で穏やかに長生きされている方がたくさんいらっしゃることを知りました。

この病気は薬に対して過敏になるということを知らないために、悪化させている例も多いと感じます。風邪で市販の総合感冒薬を飲んだら何日も動けなくなったとか、胃腸薬、頻尿の薬、睡眠薬などで重度の認知症のようになったとか。抗精神病薬で深刻な副作用が出やすいのに、広く知られていないと感じます。

内門　薬剤性せん妄といって、特定の薬で起こりやすいので知っておいた方がいいですね。反応が悪くなって認知症が急に進んだように見えたり、ふらついて転倒したり、寝てばかりいるとか。パーキンソニズムや自律神経症状が悪化する人もいますね。（表④）

ただもちろん、薬全部がダメではないですよ。私が一四、五年診ている方は、薬をしっかり飲んで毎月受診で来院できています。レビー小体病の人は、脳内伝達物質のドーパミンとアセチルコリンが減るので、薬で補充すると良くなるんです。

表④　特定の薬によって起こりやすい症状の悪化

症　状	具　体　例
過鎮静	何もせず、ぼーっとしている。 話しかけても反応が鈍い
傾眠	昼寝ばかりしている。 座ってウトウトしていることが多い
ふらつき・転倒	頭も体もふわふわして、しっかり歩けず、転んでしまう
認知機能障害の悪化	できないことが増え、認知症が急に進行したように見える
自律神経症状の悪化	立ちくらみがひどい・失神する・ 異常な汗をかく等
パーキンソン症状の悪化	体が動かし難くなる・立ったり歩いたりすることが難しくなる
精神症状の悪化	精神的に不安定になる・イライラする・興奮する・じっとしていられず動き回る・表情が険しくなる

注）抗精神病薬・睡眠薬・風邪薬・胃腸薬・頻尿の薬など特定の薬で起こりやすい。

　すぐに医師や薬剤師に相談。病気の進行と捉えて薬を増やすとさらに悪化する。

レビー小体病の診断がついたときに、明らかな認知症がなくても抗認知症薬を使ってアセチルコリンを補充する必要はあるんだろうと思います。

樋口　抗認知症薬の量には規定がありますが、規定に合わない方もいますね。

内門　薬への過敏性が強くてダメな人とか少量が合う人も中にはいますが、たいていの人は規定の充分量を使って効果が出ますね。既定の最少量で効果の出なかった人でも、決められている最大量で改善する人もいるんです。

その人その人に合った治療法を医師が処方し、患者さんのフィードバックを捉えることがとても大事ですね。ただ、患者さん側が、どれだけ正確に症状や服薬後の変化を伝えられるかによるところも大きい感じもします。

†レビー小体病の人は攻撃的になる、という誤解

樋口　私は、とてもしっかりしたレビー小体病当事者の方とお会いすることが多かったんです。でも、認知症というよりは精神疾患のような感じになる方がいるとか、何か奇妙なことを言うと聞くこともあります。この病気は、脳内の神経伝達物質のバランスが不安定になると医師から聞きましたが、例えばドーパミンなどのバランスが崩れると、統合失調

症に似た感じになるということはあるんでしょうか？

内門　どうなんでしょう。レビー小体型認知症で長く外来で診てきて順調にいってた患者さんが、ある時から怒りっぽくなって、訪問診療に切り替えたことがありました。最終的には精神科病院への入院をお願いすることになりました。

その例を振り返ってみると、年をとって、だんだんアルツハイマー病理変化が加わってきたのではないかと思います。認知機能が保たれている段階では、幻視も幻視と捉えて冷静に判断する力があった。でも年とともに動脈硬化などの脳の老化やアルツハイマー病理変化が加わって認知機能が低下すると、それが難しくなって精神症状につながったのかなという気もします。

樋口　怖い人の幻視に怯えて裸足で外に飛び出してしまったとか、興奮して幻視の人を追い出そうとしたとか、パニックになってしまった方の話を聞いたことはあります。

内門　だんだんそうなってしまう患者さんも、稀にはいます。ただ、かなり初期のうちからそういう人もいたりするので、そうなると違いは何なのか、本当にわからないですね。

その方は、元々穏やかで知的な紳士でした。五、六年ほど診ていく中で精神症状が強くなってしまった。幻視が強い方だったので、幻視からそうなってしまったのかもしれない。

でも幻視があっても樋口さんは、冷静に受け止めていますよね？

樋口　暴れたことはありませんが、家の中に人や動物を見た瞬間は、思わず叫びますよ。幻視も錯視と呼ばれる見間違えも、私の場合は本物と同じリアルさで見えますから。見た瞬間は、やっぱりびっくりします。

内門　でも幻視と理解するわけですよね。推測ですけど、樋口さんの脳には、レビー小体はたまっているけれども、アミロイドβやタウはないのかもしれない。

レビー小体病で苦しんでいる人、レビー小体病だけどそこまで苦しんでない人の差がどこにあるのかっていうのは、あまり解明されてないですね。何でその差を測るかというのも難しいです。

樋口　介護職員の方でレビー小体型認知症は怒りっぽい、攻撃的だと言う方がいるんです。家で穏やかに暮らしている方もたくさんいるのに、どうしてそうなっちゃうんだろうと、ずっと疑問に思っています。自宅介護が困難になって入所された方が多いからなのか。

内門　最後に体が、かなり悪くなってしまう人がいますね。パーキンソニズムで体が固まってしまったりして、介護が大変になる場合もあります。でも**レビー小体型認知症だから攻撃的になるということは、全然ない**気がします。もちろん皆無ではないですけれども、アルツハイマー型認知症の人にはないかっていえば、やっぱりあります。アルツハイマー病とレビー小体病で、どっちの方が精神症状が強いかを調べた検討があって、レビー小体病の人のほうが妄想が多い[7]という結果が出てはいますが。

樋口　レビー小体病ではアルツハイマー病に比べて、「妻が浮気をしている」といった「嫉妬妄想」と呼ばれるものが出やすいと言われますね。幻視で、布団の中に浮気相手の人が見えたりするからということのようです。アルツハイマー病では、記憶が消えることによって起こる、「もの盗られ妄想」と呼ばれるもののほうが多いと読みました。

内門　そうですね。両方出る人もいますが、そういう傾向はあります。アルツハイマー病でも大変になる人もいれば、穏やかな人もいるし。どちらが大変ということはないですね。レビー小体病の人が攻撃的っていうイメージは、私の中にはまったくないです。

樋口　医師でも誤解されている方がいるので、そこは声を大にして伝えたいです。

内門　**そもそもアルツハイマー病なのかレビー小体病なのかという診断も、実は正しいかどうかわからない**んです。脳の中を直接見てるわけではないですから。

アルツハイマー病の方を長く診てると、後期になって幻視が見えるんです。そこを捉えて、幻視があるからレビー小体病かって言ったら、そうじゃないと思う。アルツハイマー病でいいんです。

樋口　アルツハイマー病の方でも高齢になるほどレビー小体もたまりやすいので、症状も混じり合ってくるわけですね？

内門　そうです。前にも言いましたが、正常老化の人が亡くなった時に脳を解剖して調べると、無症状のレビー小体病の人はかなりいるんですよ。

レビー小体病でもアルツハイマー病でも、原因となるたんぱく質が、ある一定の量を超えて神経細胞が障害されてしまうと症状が出てくるんだろうと思います。その時、認知症の原因となるたんぱく質が複数たまるとか、血管障害も起こるとか、元々の気質とか、環境とかが相まって、激しい精神症状が出てしまう人もいるんだと思います。レビー小体病だからということはないです。今私が診ているレビー小体病の人の中で、扱い方にすごく困ってる人を挙げろって言われても困るくらいです。

樋口　それは、内門先生の処方とか生活上のご指導が適切だからとも言えますよね。

内門　もし本当にそうであれば、ありがたいですね。

†レビー小体病に対する適切な治療を

樋口　全国すべての病院で、適切な治療を受けられたらどんなにいいかと思います。当事者や家族からよく聞くのは、レビー小体型認知症と診断されて治療しているけど、その薬で悪くなっている感じがするという悩みなんです。例えば、イライラする、ぐったりして起き上がれない、頭がもうろうとする、フラフラして転ぶなどです。「異常にソワソワしてじっとしていられず家中歩き回る〝アカシジア〟という症状が出てしまったが、薬の副作用とわかって救われた。もし、わからなければ「認知症の徘徊」と思われていた」という話も最近聞きました。

転倒骨折で入院中に、せん妄を起こして大声を出すからと、抗精神病薬のリスパダールを処方された。急に歩行も会話もできなくなって、よだれも大量に出て、別人のようになってしまったという話も介護家族から何度か聞きました。

内門　副作用が出たら処方を見直さなければいけないんですが、症状と思われてしまうことがあるんですね。

レビー小体病の人が入院すると、せん妄という一時的な意識障害を起こしやすいんです。

レビー小体病であれば、本当は精神安定剤は使いたくない。薬でパーキンソニズムが悪化して体が固まったりしますからね。ただ、それも個人差があるんです。少量使ったら改善したという人もいます。認知症はごく軽度でも、精神症状がすごく強かった人に抗認知症薬を少量使ったらよくなって、何年も維持している方もいます。薬を適切に使うことが大事ですね。

樋口　レビー小体病は、アルツハイマー病と違って、薬で強い副作用が出やすい薬剤過敏性が特徴と言われますが、人によって反応の違いはかなり大きいということですね。

内門　そうです。それでいて症状が多いのも特徴ですね。認知機能が低下して、パーキンソニズムも出て、自律神経症状からくる不定愁訴も多いとなると、医者からすると厄介な患者さんになってしまうわけです。

　医師がレビー小体病に詳しくないと、積極的に診たいとはあまり思わない。それで、幻視は精神科医、パーキンソニズムは脳神経内科医、自律神経症状は内科医というように症状ごとに違う科の医師が処方することになって、なかなかうまくいかないんです。一人の医者が、トータルで体の症状も精神症状も運動機能の症状も診てあげると、最少量の薬でうまくいけるんじゃないかと思います。

樋口　薬の種類や量を整理して必要最小限にするだけで、急に歩けるようになったり認知機能が回復して普通に話せるようになったりする、という話を以前医師から聞きました。

内門　パーキンソン病や頻尿などに使われる抗コリン薬は、アセチルコリンの働きを阻害する作用があるので、認知症のようになったり幻視が出たりします。アパシーという意欲低下の症状がうつのように見えて、必要のない抗うつ薬が出されたり。不適切な処方薬で悪くなっている例は、時々ありますね。

樋口　医師から出されるままに薬をたくさん飲んで、より悪くなることが実際にありますよね。私自身がそうでした。うつ病と誤って診断された四〇代では、激しい副作用に苦しみました。でも知識が全然なかったので、医師が「副作用ではない」と言えば、そうなのかと思うしかなかったです。

内門　レビー小体病の人は、うつも症状としてあるんですが、抗うつ薬は、極力使わないです。いろいろな愁訴に対して、それぞれを抑える薬をどんどん出すと患者も満足するし、診察時間も早く切り上げられるということがあります。でも、そうすると多剤併用になって高齢者には害になることもある。多少もの忘れがあっても、生活する上で本当に困っていなければいいわけです。高齢だと認知症の薬は出さずに、もの忘れ外来で血圧とか骨密度とかを測定しながら全身状態をフォローしたりもします。

樋口　確かに、八〇代九〇代になってもの忘れが増えてきた時に「認知症だ。それ、抗認知症薬だ」ってなると、薬の益よりも害の方が大きくなったりもしますよね。若い時とは違って、ただでさえ薬の副作用が出やすい体になっていますからね。

内門　**高齢で認知症があると、医者側が熱心に診る感じになりにくくて、他の病気の治療もおざなりになりがち**なんです。でも、するべき治療をしないのは望ましくない。私は、どちらかというと体の状態を良くしていきましょうというかかりつけ医的なコンセプトでも診ています。「骨粗鬆症の可能性があるから骨密度を測ってみましょう」とかですね。骨粗鬆症は基本的には治療した方がいいんですが、認知症の人は大体放置されているんです。

樋口　高齢の方は、糖尿病とか高血圧とか脱水とか、いろいろな原因で体のバランスを崩しやすい。そうすると脳の機能も一緒に低下して、進行した認知症のような状態になる、と以前医師から聞きました。持病をしっかり治療して体調が整うと、頭も元に戻るので認知症が治ったと思われて、家族に喜ばれるという話でした。

体調と脳の機能は直結しているなって、自分を観察していていつも実感します。

†良い病院の探し方

樋口　この病気を疑ったら、どこの病院に行けばいいのかっていう悩みもよく聞きます。でも、どことというのは、私にもわかりません。医師との相性もあるし、Aさんにとっての良い病院が、Bさんにとっても良いとは限りませんし、遠ければ通えませんよね。

　自分の住んでいるところの地域包括支援センターや認知症の家族会などに行って、よく知っている人に聞くのが一番いいんじゃないかと思います。もし、そこで「わからない」と言われたら「誰に聞けばわかりますか」って、私なら聞き返します。すぐに諦めずにあちこちに聞きまくります。

内門　おっしゃる通りで、地域包括支援センターの人、あるいはケアマネージャーさんの団体とかは、いろいろな患者さんを見ているから、どこの病院が評判がいいかとか、こういう症状が出た人をどこで診てくれるかといった情報が、多く集まってるんですよね。だから、そこに相談するっていうのが一つのやり方です。

　レビー小体型認知症研究会で、この病気を診ることができる医師をどのように紹介したらいいか議論したことがあって、現時点では、日本老年精神医学会と日本認知症学会の専門医を推奨しようということになりました。「レビー小体型認知症サポートネットワーク（DLBSN）」にも全国からそういう相談がくるので、二つの学会のどちらかの専門医なら一定以上の知識はあるだろうということで推奨しています。

ただ、医師による温度差はあると思うんですね。どれだけ熱心に、少しでも良くしようと思って患者さんを診るかというのは、検索ではわからないですね。

樋口 「推奨されている一覧を見て行ったのに（よくなかった）」という話を、時々聞きますね。それから、有名な先生のところには予約が入れられない、という悩みも最近は聞きます。今すぐ診てほしいのに、何カ月も待たないといけないので諦めましたって。

内門 私の病院でも予約が取れないことはあると思うんですが、二〇二二年四月に神奈川県から連携型認知症疾患医療センターに委託されて、外来のコマ数を増やしました。初診は内科の先生、二回目から私に回すというやり方で、より多くの人を診られないかと試しています。でも、そうは言っても限界はあります。だから、こういう書籍も含めて医療者へももっと啓発をしていかないといけないという気はしています。

樋口 本当にそう思います。患者や家族は、レビー小体型認知症なんて何だかわからないし、深刻な病気だと思っているので、不安でたまらないんです。崖っぷちに立って、今にも落ちていく恐怖感しかない。私もそうでした。

そういう時って、心が繊細で、ある意味過敏になっているので、医師のちょっとした一言で絶望したり、逆に希望を持てたりするんです。医師自身がこの病気にネガティブなイメージを持っていれば発言もそうなります。完治させる薬はなくても、希望があると信じている医師が、これから伴走してくれると思うだけでも安心して、孤独感や絶望感から抜け出せるんです。

内門　ただ薬を処方するんじゃなく、患者さんを包括的に診ることですね。患者さん自身が安心していられることは大事です。私が実践しようとしているプライマリ・ケアの目指すところとも、重なりますね。

†「あなたはレビー小体型認知症じゃない」と言われる

樋口　人前で話し始めた頃は、「認知症の人がまともに話せるはずがない」などと時々言われました。認知症当事者たちが全国で声を上げて、積極的に活動し続けてきた結果、今は、そんなことを言う人はほぼいなくなったと思います。

でも今でも「病名に〝認知症〟とあるんだから、知的な能力は低いだろう」と思っている人がほとんどだと思います。「いかにも呆《ほう》けた顔をしているはずだ」とか。よほど重度にならない限り、顔を見て認知症とわかる人の方が少ないと思うんですが。

内門　認知症のイメージが偏っていますよね。レビー小体病では論理的に話す人がいますよ。元々の知的能力はそれぞれでしょうが、**幻視が強くても元々高かった知的な能力が、そのまま保たれている感じの患者さんはいます**ね。

樋口　私も単純な計算とか、漢字を書くとか、苦手になったことはいくらでもあるんです。それでも考える力だけは、病前と変わっていないんじゃないかと感じます。一冊の本を書くのに何年もかかるんですが、それを続けてこられました。診断された頃は想像もしませんでした。かなり前に出版された本に書かれていたことを鵜呑みにして、すぐに何もできなくなると思っていましたから。

長年ほとんど進行しない人がいるとか、知的能力があまり落ちない人たちがいると聞いたのは、診断されて何年も経ってからです。

今でも、「樋口はレビー小体型認知症じゃない」とネットに書きこむ人がいます。私も違うなら違う方がいいんです。それなら本当の病名はなんだろう、どうして幻視や幻聴があるんだろう、たくさんある苦しい症状の原因はなんだろうって考えるんです。

例えば、統合失調症は一つの疾患じゃないという説を見ました。複数の要因によって起こっている現象であって、単純な一つの病気ではないという。それならレビー小体型認知症も、何か複数の要因が絡んで起こる脳や全身の失調なのかなと。各要因の影響の強さとかバランスで、こんなにも症状や進行速度に個人差が出る病気になっているのかなと想像したりします。

内門　まだまだわかっていないことの方が多い病気ですからね。

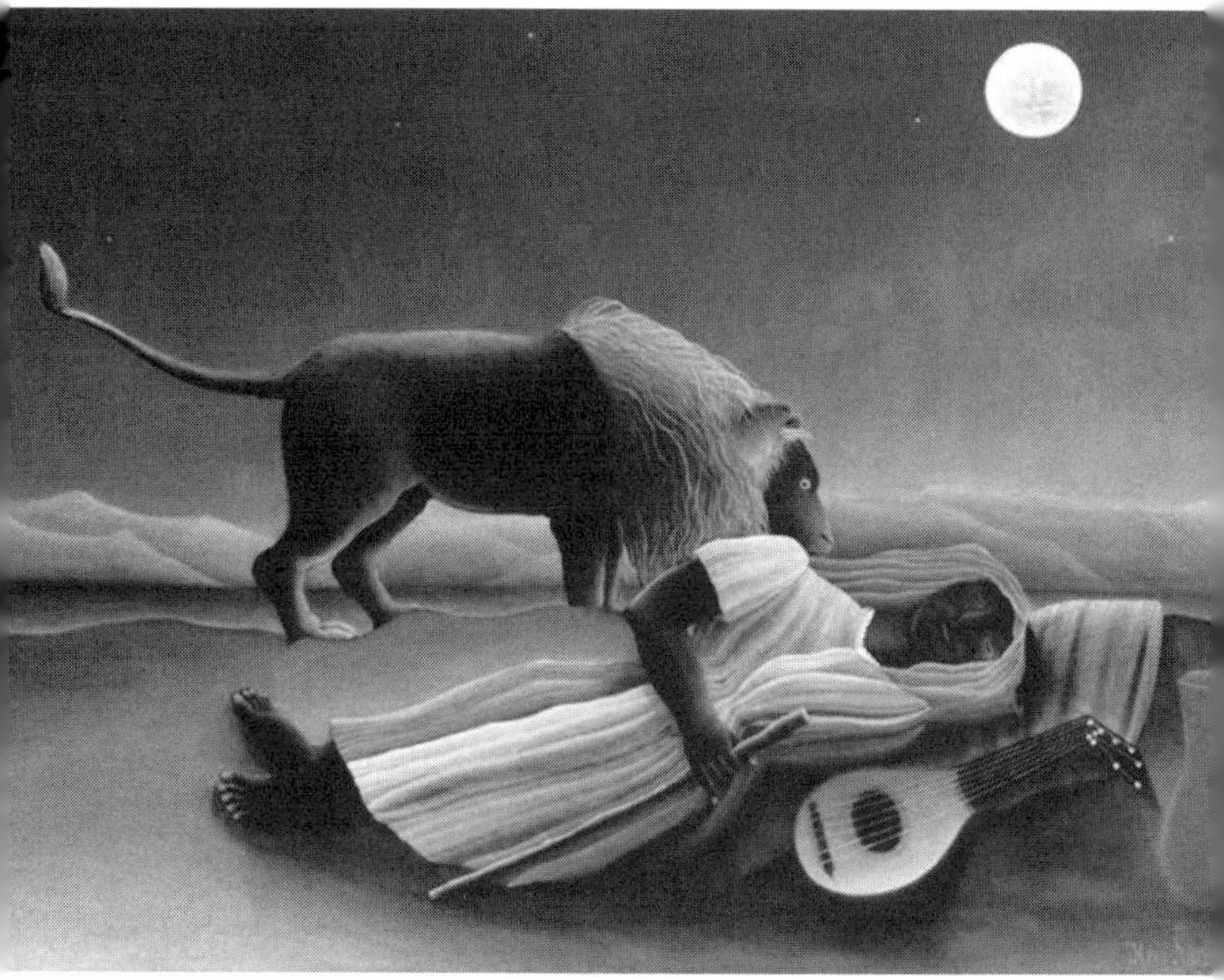

第二章
レビー小体病　症状と診断と治療

アンリ・ルソー「眠るジプシー女」

†レビー小体病には抗認知症薬が劇的に効く

樋口　医師から聞いた話なんですが、抗認知症薬を飲んでもアルツハイマー病の人は、特に大きな変化が現れない。なんとなく効いているのかなぐらいだそうです。一方、レビー小体病の人は明らかに変わる。意識レベルが落ちていて、ぼや〜ん、どよ〜んとしていた人が、シャキッと覚醒して家族もびっくりするくらい変わる。

だから、抗認知症薬がすごく効いたら、アルツハイマー病と他の病院で診断されていたとしても、その人はレビー小体病じゃないか、という話でした。もちろん全員がそうではないでしょうが。先生は、そのように感じられたことはありますか？

内門　ありますね。以前、処方されたアリセプトをほとんど飲んでいなかった患者さんがいたんですよ。「この病気では、アセチルコリンがアルツハイマー病以上に不足しています。抗認知症薬はアセチルコリンを増やすので、しっかり飲んで、消化器症状とかの副作用が出なければ良くなりますから」と説明したら飲みだして、見事に覚醒しました。外出も難しかったのに、「金沢に一人で旅行に行きます」って言うくらい変わって、娘さんも驚いていましたね。

樋口　一般的に認知症は悪くなる一方だと信じられていますからね。医師でもそうかもしれませんが。そういう劇的な回復は、アルツハイマー病では起こらないですか？

内門　もちろん良くなる人もいますけど、目から鱗が落ちるような感じはレビー小体病の人かなと思います。アルツハイマー病の人でも、全く何もしなかった人が、また洗濯とか食器洗いを始めましたっていう人はいます。でも**レビー小体病の人は、うまくはまると、もっと違うレベルで格段に良くなる人がいます**からね。幻視を認識できなかった人が、あれは幻視だったんだろうって振り返れるようになったりもします。

樋口　一方で、「治療を始めた時はすごく良くなったのに、薬を増量したら悪くなった」という話も介護家族から何度か聞いたんですが、個人差があるということでしょうか。

内門　ありますね。中には薬はごく少量が良いと言う医師もいますが、極端に少量でよく効いている人を、私はまだ診たことがないです。もし最少量でも副作用が強く出てしまうようであれば、私ならその人にその薬は使わないですね。

ただ、抗うつ薬とか抗精神病薬では、例えばリフレックスという薬があるんですが、これを四分の一錠飲んで、すごく良くなる人もいます。薬に対する反応は個人差が大きいですから、大事なのは慎重にやっていくということです。

†自律神経症状の一つ、頻尿の治療

樋口　頻尿とパーキンソン症状の歩行障害があって、本人も家族も困っているという話を聞いたことがあります。頻尿の症状がある人は多いですよね。本人は体が固まっていて、しっかり支えないと一人では歩けない。でも、リハビリにもなるし、本人もポータブルトイレは嫌だというので、家族がトイレまで連れて行く。やっと帰ってくると、すぐまたトイレに行きたいとなり、その繰り返しで本人も家族も精魂尽き果てるというんです。これは、どうしたらいいんでしょうか？

内門　頻尿については、患者に記憶障害があってトイレに行ったことを忘れてしまうという場合もありますが、原因としてよくあるのは過活動性膀胱ですよね。

樋口　患者本人をトイレに連れて行く時、家族は介助の技術などないから力任せに持ち上げたり引っ張ったりして、余計に負担を大きくしてしまいます。本人も家族も大変です。立つ、座る、歩く時の介助の方法を少しでも知っていたら楽になると思います。頻尿に有効な治療がありますか？

内門　まず尿検査で膀胱炎でないことを確認して、男性だったら前立腺肥大がないか調べます。原因を調べて、過活動性膀胱だろうとなったらベオーバとかベタニスという薬を出したりします。夜間頻尿だと、ロゼレムとかデエビゴやベルソムラとか、睡眠薬の中で比較的安全なものを出します。頻尿は、治療がなかなかうまくいかない人が多い印象がありますが、抗認知症薬のアリセプトを使ったら、頻尿の症状も良くなったという人もいるんですよ。抗認知症薬の影響で頻尿になる場合もありますけど。

樋口　頻尿で悩まれている方は多いですね。先生は、漢方薬の六味丸《ろくみがん》、牛車腎気丸《ごしゃじんきがん》も高齢者の頻尿には使われることがあると、『レビー小体型認知症　正しい基礎知識とケア』（一三一頁）に書かれていますね。この本では、頻尿の原因と治療薬について他にも詳しく書かれています。

内門　頻尿の治療については、二〇二一年に診療のガイドラインが変わったんです。昔は認知症の人の認知機能が下がるような抗コリン薬が、第一選択だったんです。でも高齢化に伴って、便秘とか尿閉《にょうへい》（尿がまったく出ない状態）とか口渇《こうかつ》とか副作用も強くなったので、ベータ3刺激薬に変わったんですよ。アルツハイマー病の人でもレビー小体病の人でも、抗コリン薬に比べると、ベータ3刺激薬は有害事象は起きにくいですね。

†レビー小体病は、せん妄を起こしやすい

樋口 抗コリン薬で起こる薬剤性せん妄もありますが、レビー小体病は、もともとせん妄を起こしやすいと言いますよね。医師でも、レビー小体病特有の「認知機能の変動」とせん妄の区別がつきにくくて、どちらなのかよくわからないとも聞きました。介護者が「本人が、一晩中叫んでいます」というのは、夜間せん妄ですよね？

内門 認知機能の低下がかなり進行してくると、せん妄なのか不穏《ふおん》（混乱し険しい表情で興奮している状態）なのか区別がつかないことはあるかもしれないですね。しっかりしている人で寝ている間に大声で騒ぐというなら、レム睡眠行動異常症の場合もあるかもしれません。夜間せん妄との区別は、つきにくいですね。

せん妄には、興奮して言動が激しくなる過活動性のせん妄と、静かだけどわけがわからない感じになる低活動性のせん妄があります。

せん妄を起こしやすい人は、先にお話ししたようにレビー小体病に移行しやすいと考えられています。私は共済病院で、リエゾン・コンサルテーション（他の診療科と連携して患者の診療にあたること）の仕事を毎週半日だけやってるんですが、そこでは、せん妄を

診ることが多いんです。高齢者がほとんどで、若い人はあまりせん妄にはなりません。退院後もフォローしてる人が何人かいるんですが、確かにレビー小体病になっていくんです。臨床的な実感と、マッキースが文献上で言ってることが合致しています。

中高年のうつ病は、レビー小体病になっていく可能性がありますよっていう啓発と同様に、入院中にせん妄になったり、せん妄を繰り返したりする人は、レビー小体病になっていく可能性があるということも啓発していくべきなのかなって思います。

樋口　そういう啓発に対して、「認知症になるなんて聞きたくもない」と嫌がる人は多いんですが、可能性や注意点を知っていることで、不用意な服薬で悪化することを避けるとか、体調不良から不必要な精密検査を受けることも避けられますよね。心と環境の準備をしておくメリットは多いし、たとえ本当にレビー小体病になったとしても希望はいっぱいあるわけですから。

内門　早めに診断できれば、治療でかなりよくなりますからね。長い期間進行が止まっているような人も決して珍しくないですから。

†睡眠障害は、どうすればよいのか

樋口　この病気の症状の一つである睡眠障害は、私も四〇代からずっとあります。最近は、寝入りばなにすごく苦しくなることが毎晩のようにあるんです。布団の中で目を閉じた状態で、まだ眠っていないのに映像や夢をはっきり見ることも度々あります。映像は入眠時幻覚というみたいですが。

　寝つきは常に悪いんですが、やっと眠りに落ちるかという時に急に苦しくなって覚醒するんです。呼吸をしているのは確認できるんですよ。だから、レビー小体病に併発しやすいと言われている睡眠時無呼吸症候群とは違うと思います。息はしているんですけど、胸とか頭が苦しくなってワッと起きる。何か症状名はありますか。

内門　正直、わからないですね。レビー小体病の人は、レム睡眠中に行動障害が起きますよね。レム睡眠時には弛緩するはずの筋肉が、レビー小体病では弛緩しないまま夢を見るので、夢の通りに激しく動いて怪我してしまったり、大声を出したりします。

　睡眠の構築もぐちゃぐちゃになることがあるんです。通常は、ノンレム睡眠から始まって、レム睡眠に入って、一サイクルで九〇分、それを朝までに何回か繰り返していくわけです。その睡眠の構造が崩れて、最初からレム睡眠に入ったりする。体は動かないけど覚醒しているとか。それも睡眠障害の一種、睡眠時随伴症の一つのタイプなのかなって感じはしますが。樋口さんは、自分と同じような症状を文献などで読んだことはありますか。

樋口 ないです。でも、同じ病気の人と話した時に「私も寝入りばなに苦しくなる時がある」というのは、二人から聞きました。レビー小体病の仰臥《ぎょうが》高血圧（頭の位置によって血圧が大きく変動する）なのかなと思って枕を高くしたりしましたが、変わらないです。主治医にも伝えましたが、よくわからないと言われました。睡眠と覚醒の切り替えがうまくいかなくなる病気だから、とは言われました。

内門 今、睡眠薬は使っていますか？

樋口 使っていません。うつ病と誤って診断された時から長く使っていたんですけど、何年かしたら飲んでも眠れなくなって、翌日もずっと頭が不快で脳が働かない感じだったので完全にやめました。眠れないなら眠れないでいいと決めて。

内門 ロゼレムは試しましたか？ 向精神薬じゃない唯一の睡眠薬で、依存性がなくて、せん妄の予防にも使われます。

武田薬品が認知症の薬を開発しようとしてできた[8]メラトニン刺激薬なんですが、認知症ではなく睡眠に効くんです。時差ボケにもいいみたいです。二〇一七年の認知症疾患診療ガイドラインでは、リボトリールが推奨されていますが、筋弛緩作用もあり転倒のリスクがあります。ロゼレムの方が有害事象が少ないと思っています。

レビー小体病の人には、アリセプト、抑肝散《よくかんさん》、ロゼレム、メマリー、メネシット、トレリーフなどの薬が基本で、抗精神病薬は極力使わないです。ただ薬への反応は、個人差が本当に大きいので処方するのは一筋縄ではいかないですね。

†一〇〇%正確な診断はできない

樋口　「レビー小体型認知症で幻視がひどいから、精神科に入院させた」というSNSの投稿を、時々見るんです。そこまでいく前に第三者が入るとかして、なんとか助けられなかったのかと、ご本人の側に立つとつらくなります。不安で怖かっただろうなあと。もしご本人を安心させることができたら、落ち着いたんじゃないかって思ってしまいます。

内門　今日診た患者さんは、毎晩「亡くなったお母さんがそこにいる」と言う人で、この臨床症状だけ見ればレビー小体病なんです。私のクリニックに来る前にはアルツハイマー病と診断されていて、抗認知症薬を出されていた。でも、興奮がかなり強かったので薬を全部やめて、非定型の抗精神病薬を投与したら、だいぶ症状が良くなったんですよ。

レビー小体型認知症と診断されている人の中には、老年期精神障害の方が含まれている可能性があります。過剰診断もありうると思います。遅発性統合失調症や遅発性パラフレニー（六〇歳以降に発症する妄想状態）なのに、レビー小体型認知症と診断されてしまい、治療によって興奮が強くなってしまうということもあると思います。一方で、これらの老年期精神障害がレビー小体病によって引き起こされている場合もあるので，注意が必要です。

老年期精神障害の場合、アセチルコリンは減っていないので、抗認知症薬を使ったりすると、よけいに悪くなる。臨床症状だけみると誤ることもあるので、可能な人にはMIBG心筋シンチグラフィ（心臓の画像検査）やDATスキャン検査などの画像診断マーカーをしてみて、過剰診断の可能性を排除する必要があります。

樋口　MIBG心筋シンチグラフィの結果から、「レビー小体型認知症（DLB）ではありません」と断言されたという話を何度か聞いたことがあります。画像から断言なんてできないと思うんですが。その方たちは、それから何年もしてひどく悪化してから、「やっぱりレビー小体型認知症でした」と診断されています。

この画像検査では、「降圧薬（カルシウム拮抗薬）、抗うつ薬、抗精神病薬のうちのいくつかを服用していたり、糖尿病、虚血性心疾患のある人もレビー小体型認知症と同様に陽性になってしまうことがある」と読んだのですが、医療者にも知られていないのではないでしょうか[9]。画像検査で一〇〇パーセント正確に診断できる、と信じ込んでいる人が多い印象があります。

内門　医療施設にもよると思いますが、感度は七〇パーセントぐらいじゃないですか。MIBGとDATスキャンを組み合わせたとしても、多分九〇パーセントぐらい。ということは、**どこまで検査をしてもわからない**ってことなんです。

皮膚にαシヌクレインの沈着があるかどうかを見る皮膚生検が実用化されればいいんですが、かなりテクニックがいるようで、現時点ではあまり実用的ではありません。嗅覚障害の有無を見た方がいいのかもしれないですが、アルツハイマー病でも起きますからね。

そう考えると、「レビー小体病の可能性が今は濃厚だけど、今後どうなっていくかをずっと診ていく」というのがより現実的で、そうしていく必要があるのかなと思います。

樋口　正確な診断が大事と言いつつも、それは、今の段階では不可能なんですよね。「本当にレビー小体型認知症かどうかは、解剖しなければわからない」と、何度か医師から聞いたことがあります。でも、ある医師は「いや、解剖してもわからない。いろいろ混ざっていたり、一つの病名に決められないような複雑な例もある」と話されていたそうです。

内門　レビー小体型認知症と思って診ていたら、目を上に向けられないという症状が出てきた患者さんがいました。進行性核上性麻痺の合併の可能性を疑いました。アメリカ留学中の仕事ですが、二九〇例の進行性核上性麻痺の剖検脳のうち三一例のケースでレビー小体の合併があることを報告しました。[10] このケースが実際のところどうであったかは不明ですが、レビー小体型認知症と進行性核上性麻痺のようなパーキンソン関連症候群が合併するケースがあるわけです。症状が混在しているんです。

だから医者側も患者、家族側も、今どういう症状があるのかを把握して、「今は、レビー小体病だと考えられるけれども、こういう症状があるから、こっちの病気の可能性もある」とお互いに頭に置きながら、「今やれる治療をやっていきましょう」という感じが、一番正しいのかなと思います。

樋口　複雑な脳の病気に、内科の病気と同じような診断の正確さを求めてはいけないですよね。**一つの診断名にこだわり続けるより、より柔軟な対応をしてほしい**です。

†不調を気にしすぎずに、楽しいことをやる

樋口　この病気は、薬に過敏になるので強い副作用も出やすいですが、逆に、すごく効いて良くなるという利点もあります。ただ症状があまりにも多いので、どの症状を治療するのかは難しくないですか？

内門　症状のすべてを、薬でコントロールしようとはしない方がいいですね。

樋口　頭をクリアにしたい、幻視も消したい、便秘も立ちくらみも耳鳴りも頭痛もだるさも消したい、歩行障害も改善したいと、全部の症状を薬だけで解決しようとすると、かえってうまくいかないですよね。

内門　そうなんです。患者さんから症状を訴えられると医者は「じゃあ、この薬を飲んでみましょうか」ってどうしてもなるから、結果的に多剤になってしまうんですよ。

五〇歳を過ぎれば、みんなどこか不調があるわけです。だから体にあまり集中しすぎるのはよくなくて、何か他のことに熱中すると忘れられたりしますね。自分の体を意識することはもちろん大事なんですが、意識しすぎてしまうとつらさが際立つ、ということはありますね。

樋口　この病気は、そういう面が強いんじゃないかと感じます。私は楽しいことを夢中でしている時とか、友人とゲラゲラ笑い合っている時には、症状を感じないんです。体調も良くなります。

逆に、何かトラブルが起こって悪いストレスがかかるようなことがあると、いろいろな症状がどっと出てきたり、体調もひどく悪くなって寝込んだりします。単純というか、敏感な脳というのか、心の状態によって振れ幅が大きいんですよ。

だから、**とにかく楽しいことをしよう、人と笑い合っていようって、同じ病気の人には言うんです**。私にはそれが最高の薬だと感じるので。悪いストレスは猛毒ですね。

内門　前に診た患者さんが、同じようなことを言っていましたね。楽しいことをやっている時は、症状があまり気にならないって。

樋口　脳の病気では、精神状態が病状と直結すると思います。ただ、体調を良く保つのは大変なんですよ。自律神経症状はたくさんあって、キリがないです。日常的に頭痛、倦怠感、立ちくらみ、冷え、耳鳴り、何でもありますし、すぐ疲れてぐったりしてしまいます。試せるものは何でも試してきましたが、「もうしょうがない。これでいいや。これが私の普通だ！」って考えて、そこに集中しなくなったのが一番効いたかなって感じがします。

内門　だんだん慣れてくるということもあるんでしょうか。

樋口　自分の体との付き合い方は、うまくなったと思います。ここまでなら大丈夫だけど、これ以上やったら寝込むっていうところがわかって、自分で調整できるようになりました。

例えば、Ｚｏｏｍでの仕事も一時間までなら大丈夫。でもそれ以上続けると脳が疲れ過ぎて動けなくなってしまうので、先方に事前にそう伝えて時間を調整してもらいます。脳が疲れるという状態を想像できないようで、しつこく伝えないとなかなか理解されませんが。

気圧が急激に下がる時は具合が悪くなるので外出を控えるとか。人と約束する時には、そういうこともあると伝えておきます。いろいろ工夫して、症状はあってもそれなりに対応できるようになりました。自律神経を治す薬はないですものね。

内門　ないですね。樋口さんは、そういう不調に対して何でも積極的に試されてきましたよね。マッサージはどうですか？　精神科医の中井久夫先生も推奨されていますけど。

樋口　マッサージは、気持ちがいいじゃないですか。「ああ、気持ちいい！」って快感を感じるものは、なんでも効果を感じますよ。森林浴でも温泉でもお灸でも。心身の緊張が緩んで楽になりますよね。例えば、私は、一〇〇円ショップで買ったミニ湯たんぽで時々両耳を温めるんですが、温泉に浸かっている感覚になれますよ。

タクティール・ケアといって、背中とかを両手のひらでゆっくりさすってもらう技法があるんです。脳でオキシトシンが出て、不安や不眠に効果があるそうで、認知症のある人にも良いそうです。「快」っていう感覚は、脳には良薬なんだと思います。

†漢方薬で人体実験してみる

内門 他に効果を感じたものは、どんなものがありますか？

樋口 漢方薬は、合うと本当に調子が良くなりましたね。主治医とは別に、漢方薬を専門とする病院に行って処方してもらったんです。東洋医学の医師は、舌を診たりお腹を触ったりして、その人の「証《しょう》」という東洋医学的な体質を判断して漢方薬を処方するんです。同じ症状でも「証」によって処方する漢方薬が変わるんです。

ただ私の場合、一発では合う漢方薬に出会えなくて、いろいろなものを試しましたね。毎日自分の体を使って人体実験でした。飲んで、どんな変化が出たか自分で観察して記録するんです。漢方薬でも副作用が出ることもありますしね。通常量では多過ぎて、半分くらいが合うということもありました。病院が遠いので、今は通っていないんですが。

レビー小体病では「抑肝散」という漢方薬をよく出されるんですが、効く人と効かない人に分かれるそうです。飲んでも効果を感じなかったり、最初は効いたけど途中で効果を感じなくなったりした時にはやめなきゃいけないと、その漢方の先生に言われました。効果を感じないままダラダラ長期に飲むのは、よくないそうです。

抑肝散は、一日三袋飲むと、足がむくんで象みたいになる人もいるんですよね。減らせば治るんですが、知らないと、さらに利尿剤を処方されてしまったり。

漢方薬は同じ症状でも体質別に処方を変えるので、一般の医師には難しい部分もありますよね。内門先生は、漢方薬は使われますか？

内門　使っています。ただ、「抑肝散」はずっと使い続けると、人によっては元気がなくなってしまう場合もありますね。

「人参養栄湯《にんじんようえいとう》」は冷え性の漢方薬なんですけど、アルツハイマー病の人に抗認知症薬のアリセプトと一緒に出すと、認知機能が回復するという研究がありました。また、神田橋條《かんだばしじょう》治《じ》先生は、人参養栄湯と「茵蔯五苓散《いんちんごれいさん》」の二つの薬を組み合わせることによって、レビー小体病に効くんじゃないかとおっしゃっています（『心身養生、もっと工夫を』神田橋條治著・岩崎学術出版社）。

人体実験とおっしゃってましたけど、大体みんな、それなりの不定愁訴はあるわけだから、ちょっと飲んでみてどうかっていうのは、試してみてもいいかもしれないですよね。

樋口　はい。効くか効かないかは自分の体で試してみて、効果を感じなければ、やめればいいだけです。でも以前、「薬でもなんでも自分で人体実験して、自分を観察します」と言ったら、「薬の効果が、自分でわかるんですか?!」ってすごく驚かれたことがあって、私の方がびっくりしました。

内門　コレステロールとか尿酸とかなら、採血でわかりますけどね。でも、患者さんが薬を飲んでみて飲み心地がどうだったかは大事と言われますね。特に精神科医療では。

抗認知症薬のメマリーという薬があるんですが、たまに肝機能障害が出る人がいるんですよ。肝臓は沈黙の臓器なので多少肝機能障害が出てもわからないんですけど、ちょっと元気がない、普段と違う。採血してみたらやっぱり障害が出ていたということもあるので、医師が飲み心地を聞くのは大事かなと思います。

†診てくれる医師を探すのが大変

樋口　先日、若年性レビー小体型認知症と診断された方とお話をしたんですが、診断後に診てくれる病院を見つけるのに苦労されたそうです。かなり若いし症状が多いせいか、「ちょっとうちでは診られません」といくつかの病院で言われたそうです。医師探しに苦労する、治療がうまくいかないといった悩みはいろいろな所からよく聞きます。

内門　アルツハイマー病やレビー小体病のような病気は、この病院なら治るというものではないんです。治療法もそんなにあるわけではない。だから医療者側が覚悟を決めて家族側も納得さえできれば、病院はどこでもいいとは思うんです。

樋口　近くて通いやすい場所に、勉強熱心でよく話も聞いてくれて、待ち時間も長くないクリニックがあれば本当にありがたいんですが、症状ごとに違う病院にかかっている方もいますね。

内門　精神症状は、精神科医が得意としています。でも、レビー小体病の場合は運動機能も落ちてくるから、そうなると精神科医では診切れない。私も診切れているかどうかわからないですけど、患者さんの心身を総合的に診るプライマリ・ケアを診療のもう一つの軸にしているので、身体的なものも含めて総合的に診ます。一般の身体科の医師は、精神症状が強くなるとお手上げになってしまいます。

だから、かかりつけ医や総合病院の認知症対応力を上げるのが、一番近道なんじゃないかなと思います。それをやろうとしているのが、日本認知症予防学会の神奈川県支部です。予防という言葉に議論もあったりしますが。何でも診るかかりつけの医者の、認知症に関する知識を拡充していくのが一番早いのかなという気はします。

樋口　それはすごく大事だと思います。この病気は、比較的新しい病気なので医学部でも長い間教えていなかったわけですよね。この病名を知らない医師たちと以前はいろいろな科で出会いました。

この病気を知るためには、自分から積極的に勉強しないといけないわけですよね？　多くの医師は多忙ですから、「そんな時間はないよ」ということになりませんか。

内門　確かに、学ばなきゃいけないことが多いですからね。私も心電図を詳しく読めるのかというと、なかなか難しいところもあります。でも認知症に関しては、今は医師会の研修でもだいたい必須項目に入っていますし、勉強会でも、高血圧とか糖尿病と同じような感じで認知症も入ってきています。ちょっとずつではありますが、二〇年前とは全然違うという気はします。

樋口　ああ、改善しているんですね。よかった。一般の人にも病名が少しずつ知られてきたと感じます。医師に向けては、どんな啓発活動がいいんでしょうか？

内門　平塚では平塚三師会認知症プロジェクトを、医師と歯科医師と薬剤師に対して三年間やりました。認知症専門医の繁田雅弘先生にお話ししてもらったりしました。やってみると意外と医者のほうが知らないこともあるんですよ。ケアの現場にいる他の職種の人たちは必要に迫られているので、結果的によく勉強しているような気がします。

あとは私の病院に研修医や医学生が来るので、研修期間の二日以内に私の監修した本（『レビー小体型認知症　正しい基礎知識とケア』）を読んでもらうとか、そんな草の根的な活動はしています。

樋口　大事ですよね。医師や専門職の方がこの病気をよく知らないと、患者や家族は孤立無援って感じるんです。処方された薬で悪くなったり、症状を理解されずに全部妄想と言われたり、自律神経症状を誤解されてわがままな人と思われたりもします。

何度もお話ししていますが、当事者や家族に話を聞くと、**レビー小体型認知症を疑って病院に行っても、ほとんどの方が、最初は「違う」って言われている**んです。認知機能検査（長谷川式スケール）をやって「認知症でこんな高得点の人はいません。大丈夫です」と言われたとか、ＣＴやＭＲＩで脳画像を撮って「萎縮がないので、認知症じゃありません」って帰されたとか。なんとかしてほしいって、ずっと思ってきました。

内門　総合病院だと、やっぱり医療者は忙しいんですよね。そうすると長谷川式をとりあえずやって、高得点だと経過観察になる。脳出血とか脳腫瘍とか緊急性の高い人たちを優先的に診なくてはいけないので。軽度認知障害（ＭＣＩ）くらいだったら様子を見てくださいとなってしまいがちですね。診察で「レビー小体病の可能性もあります」と言い出すと、大変な時間がかかるわけです。時間内にたくさんの患者を診なければいけないという現実があって、そんな中でレビー小体病は見過ごされやすい病気ではあると思います。

†医師が長期的にフォローする「継続性」が大事

樋口　逆の例もあります。私が直接お話を伺ったんですが、ある方にピアノの音の幻聴が出てきたそうです。他の症状はなかったんですが、心配で大きな病院に行ったら、なぜかすぐにＭＩＢＧ心筋シンチグラフィを受けさせられた。その結果、「あなたは将来的にパーキンソン病かレビー小体型認知症になりますが、今できることは何もありません」と医者から言われて、それだけだったと言うんです。それから七～八年経っても同じ状態のままだそうですが、「不安で不安で、どうかなりそうだ」って言っていました。

内門　それは、本当にひどい話ですね。何もできなくても定期的に医者がフォローしていくことが、実はすごく大事です。心筋シンチを最初からやるということは脳神経内科なのでしょうか。幻聴に対しては何もできないかもしれないけど、一緒に様子を見ていきましょうっていうのも、いわば精神療法的なアプローチだと思います。

幻聴の後にどういう症状が出てくるのかフォローしていけば医者も勉強になるし、患者さんも安心できるし、双方にとっていいと思うんですけどね。

でも今の大学病院や総合病院は、長期的にフォローすることのメリットがあまりなくて、医者側もその意義を感じていない気がするんですね。だから「今はやれることがないから、また問題があったら来てください」となってしまう。医局は一～二年で異動があったりするから、同じ患者さんを長く診ること自体が難しいという事情もあります。

あと、レビー小体病の幻視や幻聴などの幻覚に対して抗精神病薬を使うと悪化する可能性があると言われてるから薬が使えない。だからって「できることはない」というのは、あまりにも不親切です。幻聴に関しては、いったん漢方薬の抑肝散を試してみましょうかとかいうアプローチがあってもいいかもしれないですよね。また少量の非定型抗精神病薬がよく効く人もいるので、慎重に使用してみるのはありだと思います。

かかりつけ医のプライマリ・ケアの五つの理念というのがあるんです。ＡＣＣＣＡと言って、Accessibility（近接性）、Comprehensiveness（包括性）、Continuity（継続性）、Coordination（協調性）、Accountability（責任性）です。

継続性は大事なんです。今はできることがあまりなかったとしても、継続的にその患者さんを診てあげることに意味があります。ちょっとした困りごとでもいいわけです。患者さんが安心していられることが大事です。

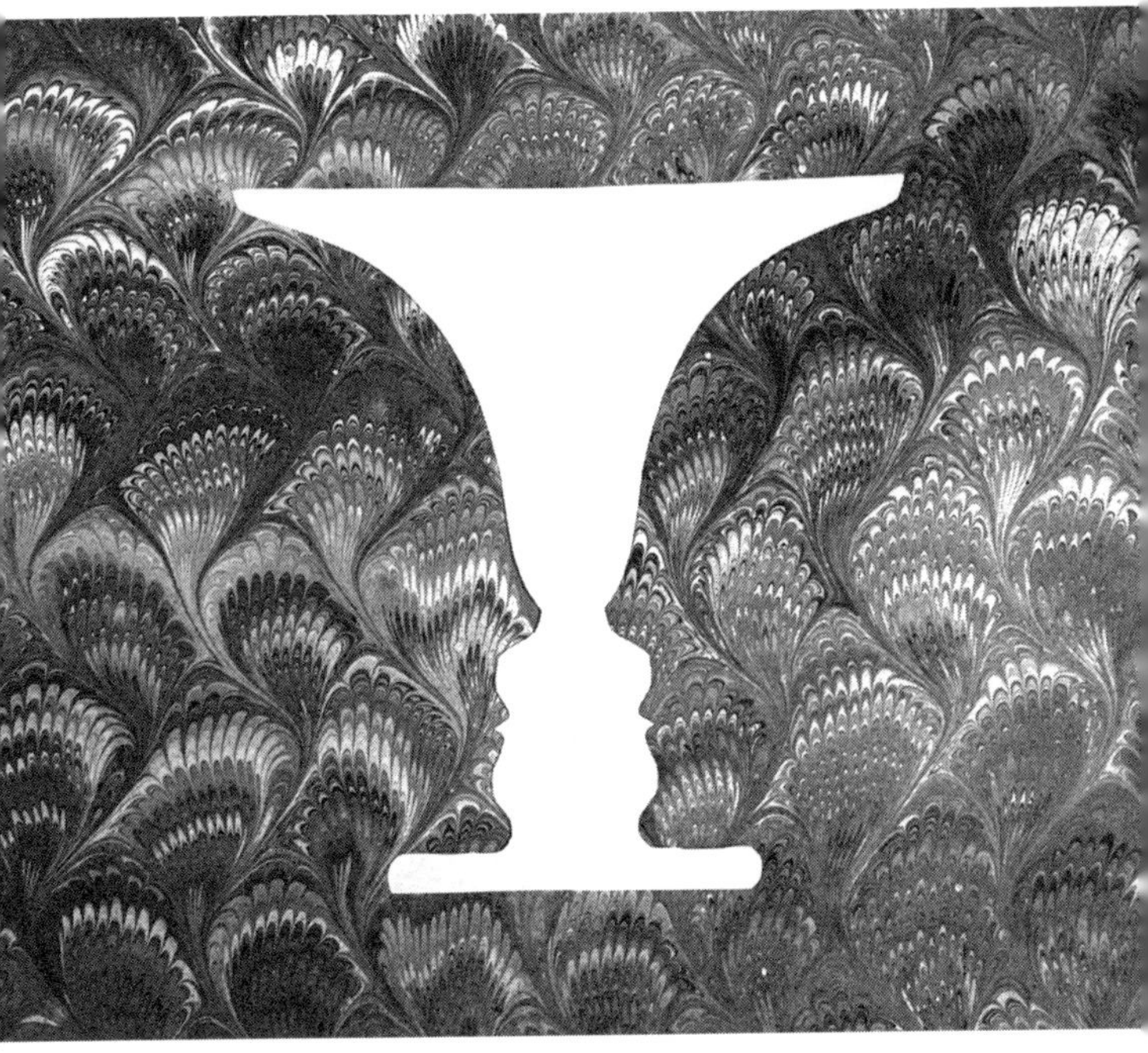

第三章

パーキンソン病とレビー小体型認知症との関係

「ルビンの壺」
脳は、顔と器を同時に見ることができない

†レビー小体型認知症に出るパーキンソニズム

樋口 レビー小体型認知症では、七五パーセントくらいの人にパーキンソン病と同じような運動障害が出ますよね。パーキンソン症状とかパーキンソニズムって呼びますが。

内門 動作がゆっくりになったり、歩幅が小さく腕をふらないで歩くようになったり、よく転ぶことで家族が気づいたりしますね（表⑤）。

樋口 歩き方もですが、スキーヤーのような前屈みの独特な姿勢（図④）とか、表情の乏しさとか、小さな声とか。介護家族であれば一目でパーキンソン症状とわかると聞きます。

内門 特徴的な症状はわかりやすいですね。**早くから出る人もいれば進行してから出る人もいます。最後まで出ない人もいますね。**パーキンソニズムが出てきたらパーキンソン病の薬も使っていきます。

樋口 パーキンソン病の方と比べるとレビー小体型認知症のパーキンソン症状には、パーキンソン病の薬が効きにくいと聞きますが、そうですか？

内門 一般的には、そう言われていますね。パーキンソン病の人は基本的には、「Lドパ」という治療薬を投与すれば改善します。若い人と高齢者では治療の方法が少し異なる場合がありますが、Lドパ製剤を徐々に増量していき、その後にドパミンアゴニストやMAO-B阻害薬などの薬が処方されます。でも、そうするとレビー小体型認知症の人の場合、精神症状が出やすいんです。レビー小体型認知症なのに、パーキンソン病だと思って結構な量を出されてしまうと幻視や妄想などの精神症状が悪化してしまいます。

樋口　大学病院でパーキンソン病の診断を受けてから一〇年間苦しんだ方の介護家族から、話を聞いたことがあります。「家族会に行くと、他の人は薬が効いて普通に歩けるようになったのに、夫は改善しなかった。薬がどんどん増えたがかえって悪くなり、体の動きも考えるスピードも徐々にスローになり、幻視に振り回される毎日になって、追い詰められてしまった。必死で自分で調べてレビー小体型認知症という病気を初めて知り、**病院を変えたら、そこでレビー小体型認知症と診断された。パーキンソン病の薬を減らして、抗認知症薬を使い始めたら、見違えるほど良くなった**」と言うんです。似たような話は、何度も聞いてきました。

図④　パーキンソニズムに特徴的な姿勢

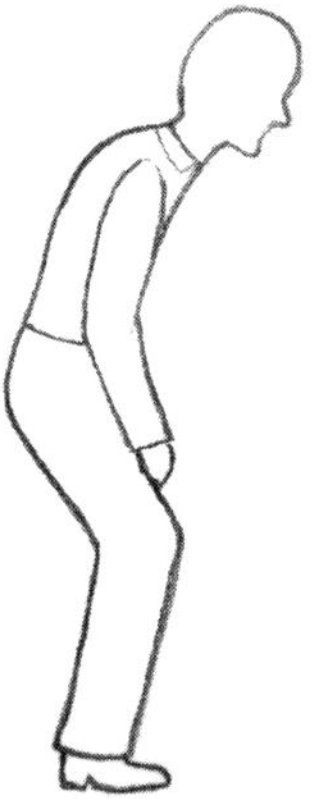

内門　患者さんに精神症状が出てきた時に薬

表⑤　パーキンソン病の特徴的な症状

４大症状	筋強剛	筋肉が硬くこわばり、体が滑らかに動かなくなる
	静止時振戦	じっとしている時に手足が震える
	動作緩慢・寡動・無動	動作がゆっくりになる 素早く動けない
	姿勢反射障害	体のバランスをとりにくく、転びやすくなる
歩行の特徴	小刻み歩行	歩幅が小さくなり、ちょこちょこと歩く
	すり足歩行	腿を上げて歩くことができず、足の裏を擦って歩く
	加速歩行	歩行中に加速し始め、前のめりに突進し、止まらない
	すくみ足	最初の一歩が出にくい 歩行中に止まってしまう
	歩行時の腕振り消失	腕を腿前面に置いたまま、振らずに歩く
その他の症状	仮面様顔貌	表情の豊かさが失われ、無表情に見える
	瞬き減少	瞬きの回数が減る
	小声	声が小さく、抑揚に乏しく、ボソボソと話す
	咀嚼障害	食べ物を喉に送るのが難しくなる・食事に時間がかかる
	小書症	書く文字が小さくなっていく
	円背姿勢	膝や腰が曲がり、猫背で前屈前傾姿勢になる

その他、嗅覚障害・自律神経症状など、レビー小体型認知症とほとんどの症状が共通している。

を減らしていく、という視点が医者にないんですね。

レビー小体型認知症をよくわかっている脳神経内科医や精神科医であれば、「それならこの薬は減らしましょう」などと適切に対応できると思うんです。ドパミンアゴニストを中止して、必要に応じて抗認知症薬を投与すると、幻視や妄想がうまく落ち着く人がいるんじゃないかという気はします。

樋口　でも、そんなことは素人にはわからないので、パーキンソン病と診断されたらそう信じます。「医師なら当然両方の可能性を考えるはずなのに、どうしてパーキンソン病としか考えなかったのか」と介護家族の方は言っていました。

内門　そうですね、今はだいぶ変わってきているのかもしれないですが。

最近、新しい薬がかなり出始めています。レビー小体型認知症のパーキンソニズムに対する治療でも、Lドパ製剤に加えて「トレリーフ」という元々は抗てんかん薬ですが、レビー小体型認知症に保険適用のある薬が出始めた。すると医師も必要に迫られて、勉強をし始めるということはあると思うんです。認知症に関する新しい薬が出ることで、医師の学びも進むんじゃないでしょうか。

それから、パーキンソン病の薬を最初は少量でも飲めなかった人が、パーキンソン症状が重くなってきた時に、もう一回試してみたら通常量まで飲めて、それで改善した人がいるんですよ。だから、薬を嫌って飲まないことで損をしている人もいる気はします。最初から薬に対して抵抗感が強い人もいますね。この病気は、もともと症状に波があるので、薬を飲んだタイミングと波がたまたま重なって調子が悪くなると、すぐ薬が悪者にされてしまうんです。

樋口　一度で諦めないで、再チャレンジしてみる価値があるわけですね。

どちらにしてもよりよい治療を受けるためには、パーキンソン病と診断された時、レビー小体型認知症のことも知っておいた方がいいと言い続けてきたんです。でも嫌がられますね。「やめてくれ。パーキンソン病って難病を診断されただけでもショックなのに」って。「認知症と一緒にするな!」と怒られたこともあります。

†長寿になれば、認知症もついてくる

内門　**認知症を伴うパーキンソン病とレビー小体型認知症は、解剖すると見分けがつかない。つまりほぼ同じもの**と捉えられています。数年前に調べたんですが、アメリカのパーキンソン病家族会のサイトには、「パーキンソン病の人が認知症になることは、同年代の

人と比較して多い」と堂々と書いてあるんです。

でも、日本のパーキンソン病の家族会のサイトを見ると、認知症に関しては、ほとんど言及されてないんですよ。もしかしたら、日本人は欧米人より認知症に対しての偏見が強いのかもしれない。認知症に対しての偏見が少なければ、パーキンソン病の方が認知症を合併したとしても、その人の尊厳が失われることはないと思うんですが。

樋口　「パーキンソン病では認知症になりません」と言われていた時期が、かなり長かったですよね? 「パーキンソン病も、高齢化と共にある割合で認知症になります」という記述を見るようになってから、一〇年も経っていないです。

内門　そうですよね。脳神経内科の先生とそういう議論をかなり前にしました。七〇代で亡くなられていたら認知症にならなくても、八五歳まで生きたら加齢のプロセスとして認知症になる人が増えてくるわけです。だからパーキンソン病にアルツハイマー病を合併してくることは、当然あります。**パーキンソン病もいい治療ができて長生きするようになったから、それに付随して認知症も当然出てくる**っていう感じですね。

樋口　長寿になったことは、おめでたいことですよね。でも長寿には認知症もついてくる。長寿だけほしい、脳の老化はいらないというわけにはいかないんですよね。

パーキンソン症状は、抗認知症薬で悪化しやすいと聞いたことがありますが、そうですか？

内門　アセチルコリンを増やすと、相対的にドーパミンが減ってパーキンソニズムが悪化するんじゃないかという話もあるんですが、両方使っていくのがいいんじゃないかと思っています。

関東中央病院でＭＩＢＧ心筋シンチを研究した織茂智之先生が、パーキンソニズムに対し、「ベースに抗認知症薬を使うことで、パーキンソン病の治療薬であるＬドパの効果を高められる」と、『レビー小体型認知症　正しい基礎知識とケア』のコラムの中に書かれています（一一四―一一五頁）。私も同じ感覚です。パーキンソン病の人の中には、幻視もあって、おそらくレビー小体型認知症だろうという人がいるんです。パーキンソン病治療薬の副作用で幻視が出る場合もあるので、「幻視＝レビー小体型認知症」ではないんですが、いろいろな症状を総合して考えると、パーキンソン症状が主体のレビー小体型認知症だろうと。

そういう人に対して、脳神経内科の先生が抗認知症薬を出してない場合があるんです。認知症じゃないからと。でも、抗認知症薬でアセチルコリンを増やすと、やっぱり状態が良くなる。アセチルコリンもドーパミンも減っているのがレビー小体病の基本的な病態なので、両方を足していく治療が多分必要です。
医者によっていろいろな見解があるのかもしれませんが、患者さんから医者も学びます。基本的には、その薬を投与したときにどう変化したかを、どれだけ興味を持って一人一人ちゃんと観察していくかですね。文献だけ読んでいればいい、っていう話ではないんです。

†レビー小体型認知症とパーキンソン病の見分け方

樋口 『レビー小体型認知症 正しい基礎知識とケア』の中に「レビー小体型認知症(DLB)」・「パーキンソン病(PD)」・「認知症を伴うパーキンソン病(PDD)」の違いを示した図(図⑤)がありますね。

内門 藤城弘樹先生(名古屋大学)が図にしたものですね。もちろん、いろいろな考えがあります。小阪憲司先生は、レビー小体型認知症をレビー小体だけがたまる「純粋型」とか、アミロイドβも一緒にたまる「通常型」といった分類をしたんですが、この考え方はすべての仮説の基礎となっています。

樋口 三つの病気の区別が曖昧なために、患者や家族は違いがわからず混乱します。そこ

図⑤　さまざまなレビー小体病

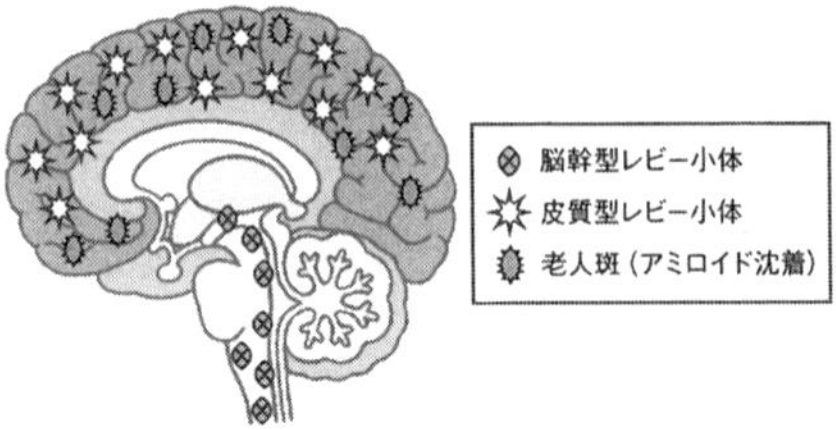

レビー小体型認知症（DLB）

大脳皮質を主体にレビー小体が広がるが、老人斑(アミロイド沈着)も脳に存在している場合が多い。

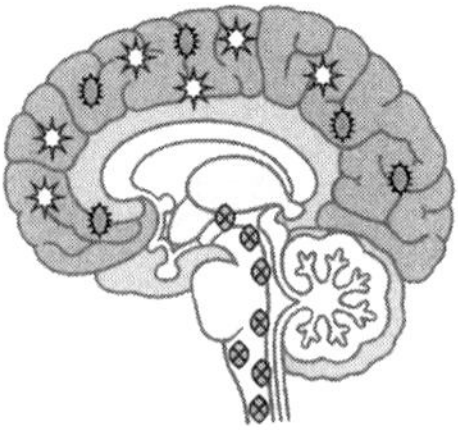

認知症を伴うパーキンソン病（PDD）

黒質などの脳幹を中心にレビー小体が広がるが、老人斑(アミロイド沈着)も脳の中にしばしば認められる。

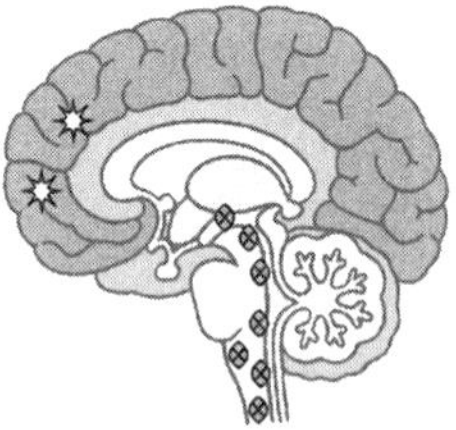

パーキンソン病（PD）

黒質などの脳幹を中心にレビー小体が広がる。

Hiroshige Fujishiro,Kenji Kosaka.When does cerebral β-amyloid deposition begin in Lewy body dementia?.Neurology and Clinical Neuroscience.First published: 06 February 2020. https://doi.org/10.1111/ncn3.12372

協力：藤城弘樹（かわさき記念病院精神科　副院長）

レビー小体型認知症において、アルツハイマー病理がどれくらい認知機能低下の原因となっているかは、いまだに議論されている。

Uchikado H, et al. Dementia with Lewy bodies showing advanced Lewy pathology but minimal Alzheimer pathology--Lewy pathology causes neuronal loss inducing progressive dementia. Clin Neuropathol. 2002 Nov-Dec;21(6):269-77.

（『レビー小体型認知症　正しい基礎知識とケア』p.37より転載）

をわかりやすく説明できる図だと思いました。

誤解は医療者側にもあって、「認知症なら、主症状は記憶障害であるはずだ」「レビー小体型認知症ならパーキンソン症状と幻視が必ず出るはずだ。進行は早いはずだ」とか、誤ったことを言う医療者や専門職もいるんです。

内門　**進行しないレビー小体病の患者さんはいますよ。**八五歳の男性で四年前から私が診ているんですが、進行していません。幻視もレム睡眠行動異常症もあるのでレビー小体病なんですが、全然進行しない。奥さんはアルツハイマー病で、進行しています。他にも、五〇代から一四年ぐらい診ていますが認知症が進行してない人がいます。二人とも正式な診断名はレビー小体型認知症ですが、レビー小体病という方が適切だと思っています。

樋口　進行しない人がいるなんて、世間ではまったく知られていません。「レビー小体型認知症は進行が早い」とネット上には書かれています。「この病気は進行が早いんだ。あなたみたいな患者はいない」と、面識のない医師から直接言われたこともあります。

内門　その医師は、多分知らないんですね。

樋口　「レビー小体型認知症サポートネットワーク東京」の相談会に伺った時にも、ある先生が、ほとんど進行しない患者さんたちがいると話されていました。特にどんな人が進行しないのか聞いたら、パーキンソン症状がなくて、抗精神病薬を使っていなくて、糖尿病とか他の持病をきちんと治療している人ということでした。パーキンソン症状は、七五%くらいの方には出ると言われているので、少数派と言えば少数派ですが。

内門　パーキンソニズムが目立ってくると、歩けないだけじゃなくて誤嚥《ごえん》や転倒骨折も増えてくるので、それで悪くなりやすいんでしょうね。最近、入院したレビー小体型認知症の方も、最初は幻視とか運動機能障害はなかったんですけど、パーキンソン症状が目立ってきた時から、体の状態も認知機能も全体的に落ちてきた感じはありますね。でも、パーキンソン症状があっても、認知機能低下が進んでいない人もいます。すべてのパーキンソン病患者が、認知症を伴うパーキンソン病（PDD）に移行するわけではないと思います。

樋口　患者や家族の中には全部を違う病気だと誤解していて、「父は、パーキンソン病とレビー小体型認知症です」と言う方が時々います。「加えてうつ病と自律神経失調症までありますす」とか。全部一つの病気から起こる症状なんですが、主治医がそう説明したんだろうかって、ちょっとびっくりします。

内門　パーキンソン病は指定難病なので、助成が受けられるじゃないですか。

樋口　はい。難病は治療費を国が補助してくれますね。

内門　でも、レビー小体型認知症には助成がありません。だからパーキンソン症状が強い患者さんには、パーキンソン病で診断書を書く場合はあると思います。**最初に目立った症状によって違う診断名が付きます**からね。パーキンソン症状か、自律神経症状か、精神症状か、レム睡眠行動異常症かで。

パーキンソン病も患者数が増えすぎて、指定難病から外れるという話もあります。パーキンソン病もレビー小体病と呼ぶならば、レビー小体病患者はすごくたくさんいますよ。

樋口　でも、パーキンソン病の専門医や研究者は、レビー小体病という言葉を使いませんね。「αシヌクレインがたまる」とは言っても、「レビー小体がたまる」とは言わない。

内門　今でこそ脳神経内科の医師は、レビー小体型認知症を知らなかったらもぐりだと思われる時代になったと思うんですが、ほんの一昔前は「パーキンソン病を診ているのであって、認知症を診ているわけではない」という思想が一部の脳神経内科の中にあった気がします。

小阪憲司先生のレビー小体型認知症研究会で、「パーキンソン病が認知症になると言うと、パーキンソン病の人たちに失礼だからやめてくれ」みたいなことを言う先生もいましたね。多分それがオールドカルチャーの脳神経内科の先生たちのスタンスだった。今は当然変わってきているとは思いますが。

樋口　主治医に「パーキンソン病ではなく、レビー小体型認知症ではないですか？」って患者が言ったら、怒られたっていう話も何度か聞いたんです。「素人が私の診断に口出しする気か」みたいな。それなら、本人や周りの人が早期発見できないかと考えたりもしました。手があまり震えない人がいるとか、症状の左右差が少ないとか、早期から転倒しやすいとか、疑うポイントをいくつか示せたらと思ったんです。転倒も「何かにつまずくというより、突然バランスを失って、同じ姿勢のままでバーンと倒れる。受け身もできなくて、顔から突っ込むから傷が絶えない」と聞きました。

†レビー小体病を一つのスペクトラムととらえる

内門　私も、レビー小体型認知症の患者さんをかなり診ていて、純粋なパーキンソン病の方をそれほど診ているわけではないですが、実際、レビー小体型認知症では手の震えが目立たない印象はありますね。ただ、震えの有無だけではパーキンソン病と鑑別はできない。

レビー小体型認知症研究会では、「PDD（認知症を伴うパーキンソン病）・DLB（レビー小体型認知症）・PD（パーキンソン病）論争」みたいなものがずっとあります。研究者たちがそれぞれにいろいろなことを言っています。でも診断基準を見ても、あまり違いがないんですよ。ほぼ同じような感じ。だから区別は、ちょっと難しいですよね。

これも一つのスペクトラムというか、レビー小体病という大きなカテゴリーの中にレビー小体型認知症があり、パーキンソン病があり、認知症を伴うパーキンソン病があり、純粋自律神経不全症とか、自律神経障害が中心の一群があったり、特発性のレム睡眠行動異常症があったりする。**症状の現れ方とか現れる順番が違うだけで、すべてはレビー小体の蓄積によって起こる病気**です。症状は、本当に多様です。やっぱりレビー小体がたまっているかどうかを捕まえる必要があって、明らかな認知機能低下や記憶障害がない場合でも特徴的な症状があればレビー小体型認知症の可能性を考えてもいいかも知れない。

樋口　無理やり区別しようとするより、スペクトラムとしてふわっと大きく捉えた方が現実的だしメリットが大きいんですね。

病名に「認知症」とついていると、強い抵抗感を示す人が多いし、医師も「こんなにしっかりしてるんだから、認知症じゃありませんよ」と言ってしまう。認知症の有無にこだわって診断が何年も遅れてしまうのは、患者側からすると理不尽に感じるんです。

内門　病名に認知症ってつけた方が米国では研究資金を集めやすいという話を、ある研究者から聞いたことがあります。でも、レビー小体型認知症研究会の研究者と話をすると、「やっぱりレビー小体病って呼んだ方がいいよね、認知症っていうと実感と違うよね」という話にはなるんです。

樋口　「認知症」と言うと、何でも忘れるけど体は元気と誤解されて、私の困りごとや症状は何も伝わらないんですよ。だから診断名はレビー小体型認知症ですが、前述したように知り合いの医師からも勧められて「レビー小体病当事者」と名乗っています。一般の人にはわかりにくいし、さらに誤解されることもあるんですが。

内門　私も、患者さんには「診断名はレビー小体型認知症になりますけど、あなたはレビー小体病だと思います。あなたのように明らかな記憶障害とか認知症がなくても、いろいろな症状の組み合わせからレビー小体型認知症と診断される人がいるんです。このまま認知機能がそんなに下がらない場合もあるし、途中で認知症になっていく場合もあるかもしれないですが、今できうる治療を一緒に考えていきましょう。レビー小体型認知症という病名は、そぐわないですよね」みたいな話をするんです。

樋口　それは患者や家族にとって、診断時には安心材料になります。もちろん認知症になってもよりよく生きることはできるんですが、誤解が大きいので、「ああ、私は認知症なのか。人生終わった」と、最近診断された方でも言うんですよ。「すぐに何もわからなくなる。家族の顔も忘れる。寝たきりになって死ぬんだ」って。それは実態とは全然違うということを、ちゃんと伝えていかなくちゃいけないと思います。

内門　**認知症であってもなくても、みんなそれぞれに自分らしく生活していけばいい**と思いますよね。記憶力だって、元々個人差がかなり大きいですしね。私もこの前長崎に行って戻ってきたんですが、職員に「長崎はどこを回ったんですか」と聞かれても、もう頭は仕事モードに切り替わっているし、全然思い出せなかったんですよ（笑）。

樋口　私も、覚えるのは本当に苦手になりました。でも記憶の問題はメモなどで補いやすいんです。私は記憶以外の認知機能障害で困ることが多いです。例えば、今が何月か間違えるし、日や曜日はもちろんわからないです。時間に関しては、しょっちゅう間違えたり勘違いしたりして混乱しています。料理もすごく難しいし、生活上の困りごとはいくらでもあるんです。でも、普通に話していると、私には認知機能の問題がないと思われていることがあるんです。認知症なら会話も普通にできない、というイメージが強いんだと思います。

内門　繁田先生が、『認知症の精神療法　アルツハイマー型認知症の人との対話』（HOU

SE出版）という本を二〇二〇年に出されたんです。それまで認知症に対しての精神療法の本はありませんでした。精神科医の中にも「認知症になったら何もわからないから、精神療法なんてやってもしょうがない」というスティグマが多分あったと思うんですよ。

でも、認知症と言っても普通に精神療法が効く人もいることは、私たち精神科医にはわかっています。多くの認知症の人に接しているから、いろいろな人がいることはわかっているんです。認知症が進んだ人の中には、精神療法的なものが通じにくい人もいるのかも知れないですけど。

樋口　**脳の機能にはたくさんの種類があって、全部が一斉にダメになるわけじゃない。**この機能が落ちると、こんな困りごとが出る。この機能の場合は、こういう困りごとが出るけど、他のことは十分できるとか。そういうバリエーションがあるということ、同じ診断名でも人によって苦手になることが異なることも、もっと知られてほしいですね。

内門　そもそもレビー小体型認知症に特徴的な症状に、「認知機能の変動」ってあるじゃないですか。だから同じ検査をしても、ある時はすごく悪い点数だけど、別の日にはかなりいいかもしれないわけです。

樋口　私も「100−7」ができなかった時があるんですよ。「93」って答えられなかったんです。今はできましたね（笑）。診断される前から、一桁の足し算がどうしてもできない時があって、当時は自分でもなぜできないのかわからず困惑しました。

今でも計算はとんでもなく苦手で、いつも間違えるので、しないようにしています。この前、孫と「人生ゲーム」をやったんですよ。あれは、お金のやり取りをするんですが、「いくら払え」って言われても、自分の持っているお札の中からパッと出せないでいたら、横から孫が「これだよ」って。最後に自分の持ち金を計算するんですけど、その時もよくわからなくてオタオタしていたら、孫が助けてくれました。

内門　できる人にやってもらう。アウトソーシングしてしまえばいいという話ですよね。

樋口　そうなんです。**苦手なことは隠さないで、笑顔で人に任せた方がいいんです。**人に頼ることができるって、すごい進歩だ、人間としての成長だって思っているんですよ。

†ADHDとレビー小体病の関係

樋口　それから、発達障害の一つであるADHD（注意欠如多動症）のある人がレビー小体型認知症になりやすいという話がありますね？

内門　発達障害の人が認知症になるリスクが高い、そういう文献があるのは小児精神科の医者から聞いたことがあります。

最近は、ＡＤＨＤと診断される人が増えていますね。ただ、ＡＤＨＤの診断は、本当は検査に一時間、トータルで三、四時間ぐらいかかると聞きました。だから、実はそうした厳密な診察を受けないままに診断されてしまったような人も、多分多いでしょうね。私も、ちょっとＡＤＨＤ的だったりもするんですが、ＡＤＨＤも含め発達障害はスペクトラム（連続体）で捉えるのが主流ですね。

樋口　研究者や経営者にはＡＤＨＤ的な特性を活かして成果を上げる方が多いですよね。

内門　注意障害などの症状は、レビー小体病とオーバーラップするかもしれないですね。調べてみたら、成人期にＡＤＨＤ症状があると、レビー小体型認知症のリスクが増加する可能性があるという症例対象研究がありますね。レビー小体型認知症の四七・八％の人にＡＤＨＤ症状があったと報告されています。アルツハイマー型認知症では一五・二％です。[11]

樋口　症状自体、かなり似ているようですね。『誤作動する脳』（医学書院・二〇二〇年）を読んだ発達障害のある方たちから、「幻覚以外は、症状がほぼ同じだ」と言われました。私も、言われるまで知りませんでした。

内門　二〇二一年のプレンティスらの論文[12]でも、レビー小体型認知症（ＤＬＢ）とＡＤＨ

Dは症状が似ていると書いてありますね。間違いないみたいです。では、ADHDのある人がDLBになりやすいのかと言ったら、そこはよくわからないんですけど。DLBとアルツハイマー病の患者さんを集めて、ADHDがどのぐらいあるかということを調べた結論としては「成人のADHD症状を有する患者さんでは、DLBのリスクが高いことがわかりました。さらなる調査が必要です」と書いてありますね。

樋口　何人かの医師から聞いた話ですが、こんな例があるそうです。五〇歳、六〇歳ぐらいになって職場で急にミスが目立ち始めて、病院に行ったら若年性認知症と診断された。でも何年経っても変わらないから、認知症ではなく、未診断の発達障害だったのではないかと思われる人がいるということでした。診断名は、アルツハイマー型認知症だったり前頭側頭型認知症だったり、いろいろみたいですが。

内門　発達障害と認知症の両方に精通している医師は、少ないかもしれないですね。どちらも簡単に確実には診断できないですしね。血液検査で数値化できて、レビー指数一から一〇〇までの今はこの辺りとか出るようになるといいですよね。

樋口　正確な診断が難しいのであれば、治療さえうまくいけばOKと考えた方がいいと思いませんか？　「診断とは治療のための仮説です。最後まで仮説です。〝宣告〟ではない」

と中井久夫先生がご著書（『こんなとき私はどうしてきたか』医学書院・二〇〇七年）に書かれていて、「これだ！」って思いました。診断の正確さばかりを追及してもあまりメリットがないと思います。それよりも、よけいな薬でせん妄を起こしたりする「治療で悪くなるリスク」を避けていくことの方が、患者と家族には重要な気がします。

内門　そう思います。

私の外来では、レビー小体型認知症に限らず認知症の人で、がっつり抗精神病薬を使わなきゃいけない人はそんなに多くないです。**環境を整える、関わり方を変える、よけいな薬を出さない、体の調子を整える、そんなふうにしていくだけで改善してくる**んです。

抗精神病薬が必要な人は、精神科病院にお願いすることが多いです。薬を調整するときは、副作用の問題があるから外来ではフォローしきれない。毎日投与後の厳格な観察が必要ですからね。私も精神科病院に勤めていた経験がありますが、「この薬をこうしたらこうなったから、ちょっと少なくしよう」ということができる環境でないと、薬の調整はできないんです。

私が処方する抗精神病薬の量は、他の医者と比べたら圧倒的に少ないと思います。それでも、いけるんです。それは、体の調子を全体的に整えていくことに注力してるからかもしれないですね。認知症だけを診るのではなく、体の状態を良くしていくと認知症もすごく良くなってくるんですよ。

薬ではなく、ケアで落ち着く

樋口　それは、すごく重要な点だと思います。

東京医療センターの本田美和子先生は、ユマニチュードというケアの技法を日本に導入された医師です。本田先生から直接伺ったんですが、一般病棟に入院中の認知症のある患者さんに対してその技法で接すると、使う抗精神病薬の量を減らせるというデータがあるそうです。

体の病気で入院した認知症のある方は、不安に駆られてしまうし、せん妄も起こしやすい。でもユマニチュードの技法で接すると、安心できて気持ちも穏やかに安定するので、抗精神病薬で大人しくさせたり身体拘束をしたりしないで済むことが増える。本田先生は、入院患者さんだけでなくケアする看護師も苦しまなくて済むように、そういう技法を取り入れているんです。

例えば、家で幻視が出た時に、家族が「バカなこと言うな！」って怒鳴りつけていたら、そのストレスでどんどん病状が悪くなる。でも、家族が幻視を受け入れて接し方を変えると、本人もすっかり落ち着いて、幻視があっても平和な日々が戻るんですよ。
　薬で強制的に黙らせるのではなくて、周囲が考え方や対応を変えていくと、それだけですごく良くなったと介護家族の方たちから時々聞くんです。
内門　確かにそうですよね、普通の人間関係だって同じですよ。適切で穏やかに接していれば友人とも家族とも良い関係でいられますけど、声を荒らげたりしたら関係も悪くなるじゃないですか。
樋口　そうなんです。健康な人でも、毎日怒鳴られたり見下されたりしたら、イライラして、誰だって反撃したくなります。認知症のある人だけが、反撃したら「認知症の問題行動が出た！」と、抗精神病薬を飲まされてしまう。健康な人と同じように反応しているだけなのに。認知症ってラベルが一度貼られると、何を言っても何をしてもすぐ症状名をつけられるんです。
内門　在宅介護で問題が起きた時に、外から第三者が関わることでストレスや緊張感を緩和できれば、薬を使わなくてもよくなる可能性はあります。
　医師が「じゃあ、介護保険を導入しましょう」と働きかけて、介護の人やケアマネさんや訪問看護師さんが入ってくると、家庭内で高まっている緊張を緩和してくれます。結果的に本人も家族も落ち着いてきて、多分症状も良くなるでしょうね。

ユマニチュードも、かなり認知機能が低下した患者さんにはいいのかな。お母さんが赤ちゃんに優しく接するようなアプローチですよね。

樋口 私は、ユマニチュードの研修を見学したことがあるんです。患者役の体験もしたんですが、ベッドに寝た状態で、たくさんの人から見下ろされると緊張しますよね。その時、創始者の一人であるイヴ・ジネスト先生からユマニチュードの技法で触れられたりケアされたりすると、想像以上の安心感があって「あ、これは不安に効く」と感じました。

内門 気功みたいな感じなんでしょうか。

樋口 心身共に苦しい時に「つらいね」って声をかけられて、背中をそっとさすってもらうと、それだけで楽になるじゃないですか。気のせいではなくて。そんな感覚でした。認知症があって、**入院している状況がよく把握できないと、ものすごい恐怖感や不安感があると思うんですよ。それで、自分の身を守るために必死で抵抗する。**そういう時に「大丈夫。私は、あなたの味方です」ということが眼差しや声や触れ方でしっかり伝わったら、安心して落ち着く。それは認知症のあるなしに関係なく、自然なことなんだと思います。

内門　認知症の人が、思わず声を荒らげてしまったりするのは、余裕がなくて追い詰められているからと、『誤作動する脳』に書かれていましたね。

樋口　脳の特定の部分を障害されると感情のコントロールが難しくなる、と医学的には言われていますよね。一般的に、認知症のある人が爆発すると、即座に「症状」「問題行動」と決め付けられてしまいます。でも、ほとんどは「正常なストレス反応」だと感じます。

日常生活の中で失敗や困りごとが増えて日々ストレスを感じ、追い詰められているわけです。それに加えて周囲から見下されたり、怒られたりして、一人の人間として対等に話を聞いてもらえない。止むに止まれず声を荒らげてしまうって、当たり前ですよね？

私も、夫に向かって叫んだことがあります。感情的になることは滅多にないんですが。料理がうまくできなくなってきて精神的に追い詰められていた時に、「おいしくない」と言われて、「じゃあ、自分で作ってよ！」って。健康な人でも同じ状況に置かれたらきっと感情が溢れてしまうはずです。認知症のせいと言うのは、偏見だと思っています。

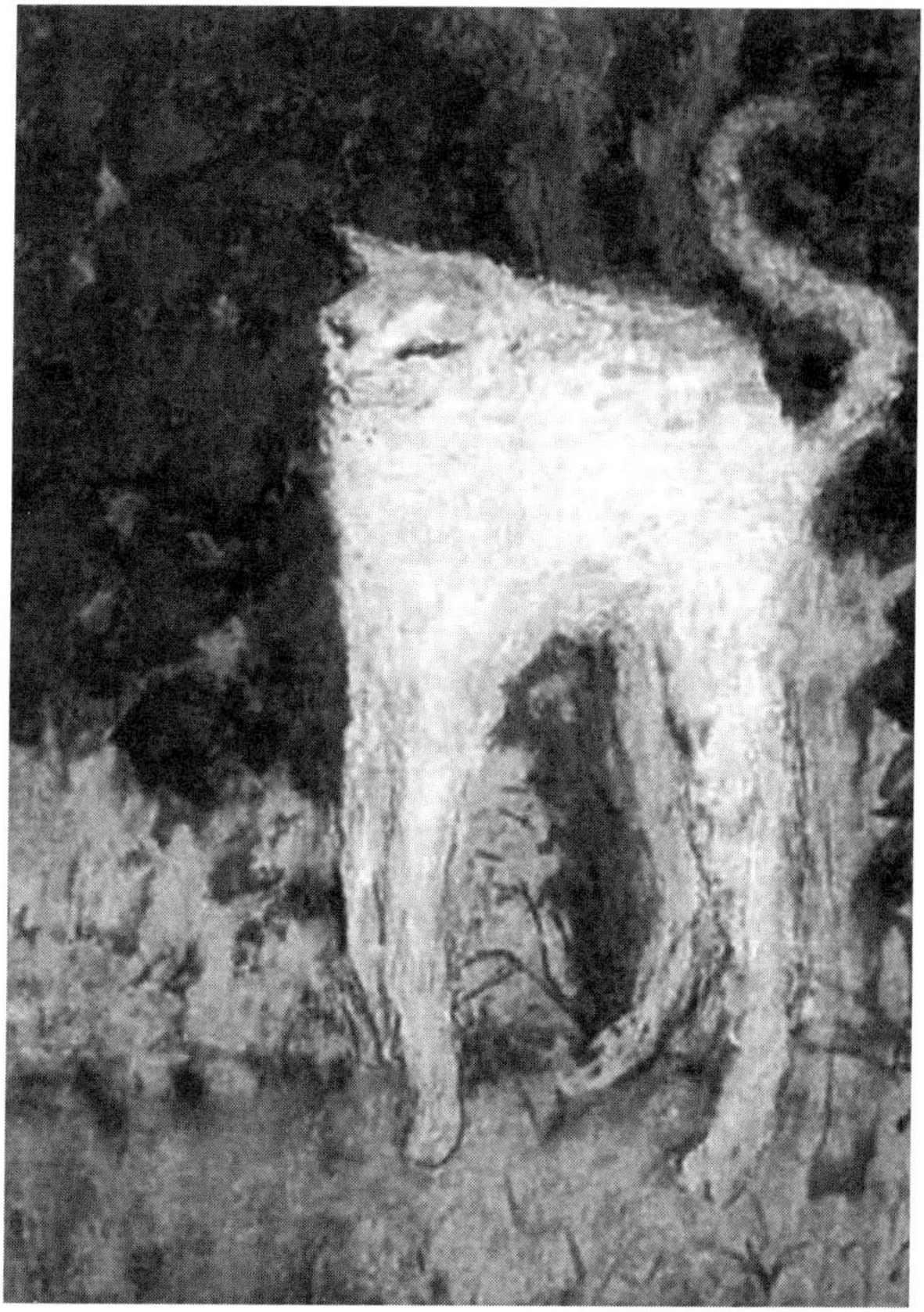

第四章

幻覚など多様な症状への対処法

ピエール・ボナール「白い猫」

†幻視が出ない人もいる

樋口　ないものが見える「幻視」が、レビー小体型認知症では必ず出ると誤解している人が多いです。私は三〇代から見ましたが、進行してから出る人もいますよね。

「幻視がないなら、レビー小体型認知症じゃないよ」と医師から言われたという話を、介護家族の方から聞いたことがあります。七〜八割くらいの人に出ると言われてきましたが、最近では、もっと少ないっていう調査結果もあるんですね。もちろん、調査によって数値は変わるわけですが。

内門　**幻視がない人は、もちろんいます。**幻視がなくても他の特徴的な症状があればレビー小体型認知症と診断はされます。

何科の患者を対象に調べたか、によっても数値は変わると思います。パーキンソン病を診る脳神経内科と精神症状を診る精神科では、患者の層がちょっと違ってくる。純粋自律神経不全症もレビー小体病に含まれるわけですが、幻視はなさそうですよね。

幻視の原因もよくわかっていないんですが、「レビー小体型認知症では、（視覚野のある）後頭葉の血流低下が見られる」とよく言われています。でも患者の中で血流低下のある人は、六〇パーセントぐらいしかいないんですよ。「後頭葉の血流低下＝幻視」ではなさそうですよね。

樋口　私も、診断された時に後頭葉の血流低下はありませんでした。以前、情報学の教授とお話しした時、「そんなにリアルで複雑な映像を脳が作るとなると、視覚野だけでは無理で、脳のたくさんの部分が関わって、記憶やいろいろなものを動員しないとできないんじゃないか」と話されていました。

内門　二〇一八年の樋口さんの講演動画の中で、透ける人、ぼやけて見える人、普通に映っている人の写真を並べて、「幻視って、どう見えると思いますか？」と、聴衆に投げかけていますね。「**透けてもぼやけてもいなくて、私には、実在の人と同じに見えるん**です」と説明されていました。

幻視は、人によってバリエーションがありますよね。普通の人間がクリアに見える人もいれば、棚に小人が見えるという人もいたりします。時代や病状とともに、変わっていったりすることもあるんじゃないでしょうか。

例えば、私の診ている高齢のレビー小体病の人ですが、最初はたまに人が見えるくらいだったのが、今では、毎日たくさんの人が見えるようになったんです。その患者さんは長谷川式は高得点ですから、認知症とは言えない状態です。

幻視はその時のコンディションとか、時間の経過と共に変化したりしますか？

樋口　「調子の悪い時に見えるんでしょ？」と、時々聞かれます。私の場合、一番調子が悪い時は脳も体も動かなくて、苦しくて横になる状態なんですが、そういう時に幻視が現れたことはないんです。

絶好調っていう時は、幻視も減るかも知れないですが。自分では普通だ、特に問題ないと思っている時にふいに現れるんです。前兆は一切ないです。どういう条件の時に出るのか、一時期記録して分析しようとしたんですけど、規則性は見つけられませんでした。

今は、毎日見る時もあれば、何週間も見ない時もあります。長く現れないと、「どうした？　大丈夫か⁉」ってかえって心配になっちゃいますね（笑）。脳で何か異変が起こったのかと思って。そのうち、またぱっと出るんですけど。

せん妄を起こすとレビー小体病でなくても幻視が現れることがありますが、レビー小体病では、せん妄を起こしやすいこともあって、ちょっと複雑ですよね。レビー小体病でせん妄を起こしている時は、幻視の世界にどっぷり入り込んでいる感じなんでしょうか？

意識レベルが落ちていて目つきがおかしいからすぐわかると、介護家族から聞いたことがありますが、「認知機能の変動」という症状とも区別がつきにくいですよね。

精神状態は、幻視の内容に影響するように感じます。例えば「親が倒れた」と連絡が来た時に、すごく怖い顔をした人が見えたりしたんです。普段、怖い顔をした人なんて見ないのに。不安とかストレスがドンとかかった時には、幻視の内容が変わる気がします。

†オープンダイアローグの技法で話を聞く

樋口　向谷地《むかいやち》生良《いくよし》さん[13]という方が、レビー小体型認知症のある方の幻視の話をオープンダイアローグ[14]という対話の方法でじっくり聞いたら、改善したと書かれていたんですよ。怖い男が大勢見えて怯えていた方に対して、「なるほど。そんな男がいたら怖いですよね。どんな服装なんですか？」とか「表情はどうですか？」と、真剣に詳しく質問していくんです。そうした対話を繰り返していくと、だんだん男の人数が減ってきて、最後には「まだ少しいますけど、もう怖くないから大丈夫です」って変わったそうなんです。
内門　なるほど。それはすごいですね。
樋口　**自分の話をちゃんと聞いてもらえることで孤立感とか不安感が減って安心できたん**だと思うんです。オープンダイアローグは、レビー小体病の幻視や妄想と呼ばれるものにも有効だろうと思って、今、勉強しています。

内門　あー、面白いですね。

樋口　レビー小体病で幻視の症状が完全に消えたという話は聞いたことがないですけど、平和に共存できればいいわけですよね。幻視の人や動物はいるけど、別に気にならないと。幻視の人は、危害はないですからね。普通はただ黙ってそこにいるだけですから。

内門　私もオープンダイアローグの話は、精神科医の斎藤環先生の講演で聞いたことがあります。治療に取り入れることができたら素晴らしいだろうなと思いますが、今の医療制度の中では難しそうですね。時間がかかりますからね。

樋口　医療スタッフが複数人入って、家族なども交えて一回一時間くらい輪になって話をするわけですから、病院でやると赤字になるそうです。

斎藤先生も「病院でやってもらうんじゃなくて、自分たちでどんどんやってください」と、やり方は「オープンダイアローグ・ネットワーク・ジャパン」というサイトにすべて無料公開されています。対話には、医師も専門職もいらないって言うんですよ。ルールに従って、最低三人いればできるそうです。**否定、議論、説得、アドバイスは禁止**で、とことん聞いてもらえる、質問に答えて対話を続ける、というアプローチは、きっと幻視で不安になっている方にも有効だと思うんです。統合失調症の妄想にもよいそうで、本人が自分で矛盾に気付いていくそうです。

内門　とことん聞いてもらう機会って、あんまりないかも知れないですね。

幻視は、一年目、二年目、三年目など時間が経つことで変わってきましたか？

樋口　私の場合は、現れる頻度が増えるという感じはないです。見えるものが変わるということはあります。一時期は室内や店内でモクモクした白い煙をよく見て、「火事?!」と驚きましたが、長らく見ていないですね。

私の知人のお母さんがレビー小体病だったのですが、最初はとてもしっかりしていたんです。幻視を「幻ならぼやけているはずでしょ。だから幻じゃない。そこに、本当にいる」と説明したそうです。それで「幻視は本物に見えるから、区別がつかないんだよね」と幻視の症状を説明すると、「じゃあ、本物に見えるけど、これは私の病気の症状で、幻なのね」ときちんと理解したそうです。

その後、公民館で趣味のサークル活動をしている時に幻視が現れて、「あそこに立っている背の高い人は誰？」と、仲間の人に聞いてしまった。そしたら、相手が変な顔をしたので「まずい！　これは幻の方だったんだと思って、必死でごまかしたのよ」と言ったそうです。
そんな風に、「初期や中期の方なら、説明すればちゃんと症状だと理解されることが多いですよ」と家族会の方からも聞きました。

幻視のバリエーション

内門 私も、同じ話を患者さんから聞いたことがあります。その人も友達が変な顔をするのを見て幻視だったんだと気がつくと、ごまかすそうです。

樋口 「頭がおかしいと思われたら入院させられるかも知れないから、医師にも隠していた」という方もいました。幻視を本物と思っているから、わざわざ医師に伝えない方もいます。とてもしっかりした方でも、家族から「天井にハエ？ いないよ」と言われるまで、本物だと思い込んでいたという話を直接伺いました。
知人のお母さんは、病気が進行していくと、「それは幻よ」と言ってもわからなくなって、幻視の子どもにお菓子を出したりしたそうです。見えている時間や見る頻度も増えたようです。病気が進行すると、幻視の持続時間が長くなるのかなと感じるんですけど。

内門 確かに、その可能性はあるかもしれないですね。幻覚体験から戻れなくなっているという表現をする家族がいます。「昔は幻視が時々出る程度だったけど、今はずっと幻視の世界の中にいるようです」と言いますね。

樋口　でも、そのお母さんは正気を失っているという感じでもないんです。毎日同じ犬が現れるので名前を付けて、「あー、クロちゃんがまた来たわ」って。本人は楽しみにしているし害はないので、家族も「今日もクロちゃんが来てよかったね」と話を合わせるそうです。それで精神的にも落ち着いていて、問題なく生活できているそうです。

内門　玄関のドアの覗き穴の向こうに人が立ってる、と繰り返し言う患者さんがいます。本人は「いるんです」と言いながら、別に怖がってないんですよね。特定のシチュエーションの幻視を繰り返し見るという話は、聞きますか？

樋口　それはよく聞きます。似たものを繰り返し見ますよね。私が人の幻視を見る時は、たいてい駐車した車に乗っているんです。家の前が集合住宅の駐車場で車がずらっと並んでいるんですけど、その中の一台に人が乗っているという幻視を、三〇代から繰り返し見ています。今も見ます。

最初は、目の錯覚だと思っていました。テレビや映画のようにモヤモヤとではなくて、パッと一瞬で消えるので。そのうち見なくなって、長らく忘れていたんです。この病気を

図⑥　三橋さんのスケッチ「ジョギングするヤギ」

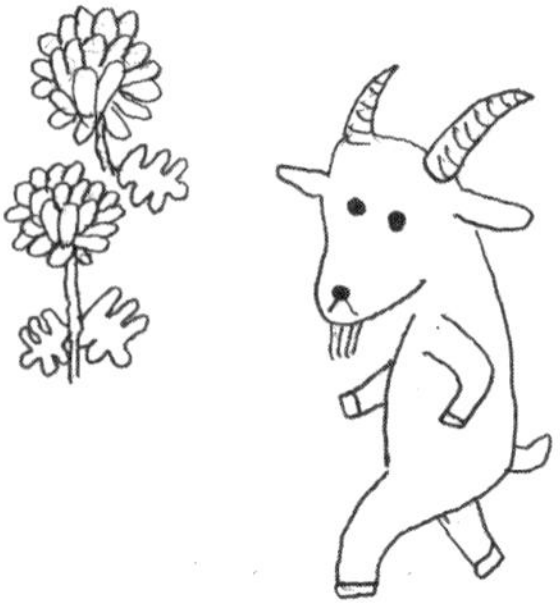

疑い出した四〇代の終わりに、「あ、あれは幻視だったんだ」と思い出しました。でも、「わ～、今まで見た中で一番怖い幻視だ」と思って見ていると、夜、車の中でスマホを見ている本物の人だったりするんですよ（笑）。

内門　三橋《みつはし》昭《あきら》さんというレビー小体型認知症と診断された人がいるんですが、自分の幻視を絵に描いていますね。アニメチックなものが見えるみたいですね（図⑥）。

樋口　はい。目が覚めた瞬間の数秒だけ、線画で見えるそうです。それ以外の時間には見えないそうです。他の方からは聞いたことのない、珍しい幻視ですよね。私も一度だけ、目が覚めた瞬間に天井近くを数秒間ゆっくり飛ぶ薄く四角い灰色の物体を見ました。目覚めた瞬間だけ、時計の文字盤の黒い数字がピンクに見えるという方もいましたね。私の友人で四〇代の方も、可愛い妖精とか小さなおじさんとか、面白い幻視を見てスケッチしているんですよ。幻視にも本当にいろいろあるみたいです。

内門　一般的には人を見ることが多いようですね。本物の人に見えているから、話しかけたり、お茶を出したりするんですよね。私も在宅医療の時に、「ほら。そこにいる」と言われたりしますね。

樋口　誰もいない部屋に向かって「誰だ！　出てけ！」と叫ぶとか、「不審者がいます」と一一〇番に電話すると完全に異常者扱いされますけど、まったく正常な反応なんですよね。知らない人が家にいたら、誰でもそうすると思うんです。幻視って、「怖い」「気持ち悪い」「頭がおかしい」ってSNSではよく見るんですが、脳がちょっと誤作動を起こして、本物として見えているだけなんです。

†幻視は怖いものではない

樋口　幻視で典型的なのは、さまざまな年齢や性別の人、犬や猫などの動物や蛇、虫と言われていますが、先生の患者さんで、驚くような幻視はありますか？

内門　朝、目覚めるとベッドの周りに札束があるという人がいましたね。「それ、いいじゃないですか」って言ったんですが（笑）。一〇〇歳近い寝たきりの人で、落ち武者に囲まれているという方もいましたね。水たまりが見えるとか、部屋に水が流れているとかもありました。

樋口　札束は初めて聞きました。落ち武者は怖そうですね。兵隊なら何度か聞いたことがあります。戦争の記憶でしょうか。認知症のある高齢者が急に興奮する時、戦争中の恐怖体験がフラッシュバックしている場合があるという話を聞いたことがあります。

幻視の水もよく聞きますね。幻視の症状を一人称体験できる「VR（バーチャル・リアリティ）認知症　レビー小体病幻視編」というVR作品があるんですが、その脚本や監修を頼まれた時に、水の幻視を入れようとしたら「技術的に無理です」と言われて、入れられませんでした。

内門　最近見た住友ファーマという会社のVRには、水が映っていましたね。

樋口　私が協力したのは、シルバーウッドという会社が作ったもので、一番最初に出た認知症体験のVRですね。二〇一六年です。その後、他の会社からも次々と出てきました。

内門　もし新作を作るとしたら、入れてほしいものはありますか？

樋口　きれいな鳥とか、「幻視って素敵だな。見たいな」と思えるようなものですね。私が協力したVR作品を見た人から「幻視は怖い」と言われたのが、ショックだったんです。怖い人なんて一人も出てこないんですよ。ただパッと消えるだけで。でも人が消えると、幽霊を連想してしまうみたいですね。

内門　確かに、目の前の人が消えたら怖いかも知れないですね。

樋口　作品の中に、可愛い犬や美しい光のシャワーも入れたんですよ。でも、そこはあまり見てもらえない。病気への理解が深まるように台詞にもこだわって、BGMも美しいものを選んだんです。でも全然耳に入らないみたいで（笑）。**幻視って、悪いものじゃないんです。可愛いもの、きれいなもの、面白いものもあることを知ってほしい**です。

内門　樋口さんは、ご家族の幻視は見ますか？

樋口　見るのは、いつも面識のない人です。でも、先日、夜中に目が覚めて、夫がゴソゴソ布団から起き出すのを見ていたら、夫がいなくなった場所にそのまま夫が寝ているのが見えてギョッとしました。後ろ姿なんですが。錯視で布団が夫に見えたんですね。

亡くなった家族や遠くに住む子や孫を見たという話は、何度か聞きました。ある若年性レビー小体病の方は、亡くなった祖母が居間にいるのが見えたそうです。しっかりした方で、「なぜおばあちゃんがいるんだろう。おばあちゃんは死んだのに。これは幽霊だろうか、何なんだろう」と考え込んだって言ってました。

内門　故人を見るって、聞きますね。錯視、いわゆる見間違いも多いですよね。

樋口　頻度で言えば、幻視より錯視の方が私の場合はずっと多いです。看板でも木でもなんでもすぐ人や動物に見えるから一瞬びっくりして、よく見ると全然違う物っていうことは日常的にあります。

イスの背からズリ落ちる黒いエコバッグが、飛びかかってくる大きな黒猫に見えて叫んだり、ハンガーに干したシャツが、そのシャツを着た男に見えて、心臓が止まるかと思ったり。錯視も幻視と同じで、本物に見えるんです。丸い綿ごみとかが蜘蛛に見える時もよくあるんですが、長い足が動くのがはっきり見えるんですよ。錯視は錯視なんですけど、幻視の要素も混ざっている感じです。

内門　どんな時に幻視が見えるかを、患者さんに聞いたんですが、暗闇の方を見ると幻視が見える、明るくしているとあまり出ないということでした。それで私が監修した本で、「部屋を明るくして対応しましょう」と書きました。

樋口　薄暗い部屋に何か置いてあったり、夕方にモサモサっとした植木を見ると、それが人に見えたりしますね。

ただ、日中でも見ますし、私の場合は、明るさはそれほど関係ないかも知れません。虫は昼間に出ることが多い気がします。ハエや蜘蛛をよく見るんですよ。ハエが目の前に飛んできて、そのままするーっとパソコンの画面に入っていったりするんです。

内門「消えた瞬間に幻視だったとわかる」と、ご著書に書いてありましたね。

樋口そうなんです。飛んでいるのを見ている時は、本物だと思っているんです。いくら見てもわからないですよ。本物だなと思っていると、目の前でぱっと消えて、その時に幻視だったとわかります。

確認したくて、追っかけ回していた時期もあるんです。でも見た目ではわからないし、もうどっちでもいいやと思って。幻視が何かのサインというわけでもないですし。

内門『誤作動する脳』には、幻視の巨大蜘蛛を探したっていう話がありましたね。しかも、その蜘蛛の目や毛まで詳細に見えるという。

樋口見えすぎるんです。じっと見つめると拡大鏡で見るように、体毛が一本一本くっきり見える。「いくら近くで見ても、肉眼でそこまで見えるはずがない。おかしい」って、足元に落ちた蜘蛛を探しながら考えていました。

見慣れない物を見ると、一生懸命考えますね。ここにこういうものがいるだろうかって。でも、考えた末に幻視だと判断したら、本物だったりするんですよ。清潔なレストランにいるハエとか。

内門　なるほど。でも巨大蜘蛛なんて出たら怖いですよね。

樋口　私は虫は平気なんです。でも、どうせならきれいな虫を見たいですよ。なぜいつもハエや蜘蛛なんだろうって思います。別に好きでもないのに。

怖いのは人ですね。知らない男が家の中にいるはずがないから幻視だって、考えればわかりますけど、見た瞬間はやっぱり驚いて叫んじゃったりします。

内門　虫を見る時と人を見る時では、状況に違いがありますか？

樋口　そういえば、虫を見るのは座っている時が多いですね。人は、移動中とか、扉を開けた時が多いです。

内門　美しい蝶の幻視を見るコツとか、ないんでしょうか？

樋口　何を見るかは、自分では選べないんです。見る時間も場所も。これを見たいと思っても見ることはできない。そこは夢と似ているかも知れませんね。

†幻視への対応、どうするのが正解なのか

樋口　幻視に対する家族の反応なんですが、頭がおかしくなったみたいに捉えて大騒ぎになってしまう家族は減っていますか？　以前は、多かったと思うんですが。

内門　減っているかも知れませんね。私のクリニックでは、病気についてよく調べてから「レビー小体型認知症じゃないでしょうか」と受診する人が増えている感じです。だから、幻視のこともある程度理解していますね。

樋口　よかったです。少し前までは、幻視に関して悲惨な話をよく聞きました。家族で壮絶なけんかになるとか、幻視に抗精神病薬のリスパダールを出されて劇的に悪化したとか。

その上、リスパダールで寝たきり状態になった時に、医師から「この病気はすごく進行が早いんです。終末期に入りました」と説明されたと。家族が「これは、おかしい」と思って調べて、病院を替えて薬を変えたら一転して回復したそうです。もし家族が気がつかなかったら、そのまま衰弱して死んでいるじゃないですか。そういう例は、減っているのでしょうか？

内門　自分の知る範囲では、見なくなりました。以前は、古い教科書に従って幻視にリスパダールという処方が、しばしばありましたね。それで悪くなった方が、私のところにも来ました。リスパダールをやめて漢方薬を出したら、急激によくなりましたね。最近は医師への啓発が進んで、そういう例は減っているかもしれないです。

樋口　大変な問題なのに、一般の人には知られていません。ゼロにしてほしいです。

内門　なんで幻視があったら、消さなきゃいけないのかって思いますよね。

レビー小体病の幻視であれば、抗認知症薬が効くことが多いし、それで副作用が出なければいいんです。でも抗精神病薬を使って消そうとすると、悪化することも起きるかもしれない。幻視があっても生活に不自由していなければ、放っておいても本当はいいですよね。

樋口　はい。私は今でも幻視がありますけど、特に問題ないんです。**幻視で問題なのは、見えることじゃなくて、周囲から異常視されて偏見を持たれていること**なんです。だから家族も慌てるし、「お父さんは頭がおかしくなった！　しっかりして‼」みたいになると、本人はもっと混乱します。精神的に追い詰められて悪化してしまいます。

ある高齢男性は、レビー小体病の妻に幻視が出てきた時、病院で「すぐに薬で消してくれ。幻視さえなければ妻は普通だ。認知症じゃない」と言ったそうです。妻には「そんなものはいない！　バカを言うな！」と毎日怒鳴りつけていたので、ストレスで急激に悪化してしまったそうです。叱責で症状は消えません。

内門　「幻視があってもいい」と思ってないところが、問題ですよね。

レビー小体病に限らず、統合失調症で「隣の人が、電波を送って攻撃してくる」と言う人がいます。その症状を消そうとして抗精神病薬を増やすよりは、落ち着いているのであれば「大変だけどしょうがないね、眠れてるんだったらいいよね」という感じで対応する方がいい場合もあるかな、と思います。

ただ家族から「幻視には、どう対応すればいいですか」とか「どう声かけすればいいですか」という質問はよく受けますね。正解はわからないですけど「別に怖くなかったら、あってもいいですよ」と言ったりもします。

樋口　そう思います。介護職の方からも、幻視の消し方や声かけをよく聞かれるんです。本人でも他の人でも、幻視に触ると消えやすいとか、手を叩く音や照明をつけたり消したりする感覚の刺激で気を逸らすと消えやすいとかはあります。でも、対応とか声かけとかに一つの正解はないですよ。性格も考え方も病状も、みんな違いますから。

「幻視は異常。消さなきゃ」って思われていたら、本人だってよけい不安になります。「いない人が見えると言い出すほど、認知症が進行してしまった」と受け取る家族もいますが、認知症がなくても幻視は出ます。

「否定しちゃダメというから、全部肯定する」という家族の方もいますが、「ああ。怖い人がいるね」と肯定したら、不安が増して妄想につながるかも知れません。

とにかく、本人が安心していられることが大事だと思うんです。安心するなら本人に代わって幻視に触ってあげればいいし。「お母さんには見えるけど、私には見えない」と伝えて、本人が納得できれば、幻視だと理解してもらえばいいと思います。

†幻覚は、異常なことではない

樋口　前にレビー小体病の家族会に行った時に、「幻視はバリバリにありますけど、全然問題ないです」と言う介護家族がいたんです。

どこかをじっと見つめていたりしたら、「何が見えるの〜」って明るく聞く。例えば猫がいるって言われたら、「どんな猫?」「何色?」「何してるの?」「かわいい?」とか詳しく聞いていくそうです。面白い幻視も多くて、幻視をネタにして一緒にゲラゲラ笑っているって言うんですよ。「そんな面白いものが見えるなんて、いいね〜」って。

そうすると、本人も幻視がストレスにならないし、安心していられる。家族も「夢の話を聞いてるみたいで、面白いです」「一日中幻視が出てますけど、全然問題ないですよ」って言ってたんですよ。

内門　それはいいですよねえ。樋口さんのご家族もそんな感じですか。

樋口　夫は、最初はもちろん驚いて異常視していましたよ。台所から物音がした時、「子どもがいる」って言ったら、すごい目で私を見てました。夫の表情から「幻聴だった」ってすぐ理解するんですけど、傷つきましたね。怪物を見るような目で見られたら、誰だって深く傷つきませんか？　認知症のある人って、日常的にそんな目で見られ続けるわけで、どれだけ孤独でつらいだろうって思います。

今は、私も夫も幻覚を異常とは全然思ってないんですよ。だから「この虫、見える？」とか「変な音、聞こえる？」とか普通に聞きます。お互いに普通のことと思っていれば、普通のことなんですよ。幻視も幻聴も問題ないんです。異常って思うから問題になるんですよ。

内門　そうですよね。進行して認知症になってくると、幻視との付き合い方も変わってくるのかなと思いますが、そうした変化を介護家族から聞いたことがありますか？

樋口　だんだん幻視を現実のこととして話すようになるので、「それは幻視だよね」と説明するのはやめて、話を合わせるようになったと介護家族からは聞きますね。

その頃になると、例えば「毎晩天井の隙間からお坊さんが三人降りて来て、化粧品を持っていく」とか「夫の横に女が寝ていたから、後をつけて行ったら裏の家に入って行った。

夫はあの家の奥さんと浮気をしていた」とか言うので、どこまでが幻視でどこからが頭の中でできたストーリーなのか、よくわからないとも聞きました。本人の頭の中でも、幻視や想像や夢みたいなものが混ざってしまっているんだとは思うんですが。

若年性レビー小体病の方が「夢があまりにもリアルなので、どれが夢でどれが現実なのか、区別できなくて困る」と言っていました。脳の中で夢と現実の仕分けがうまくいかなくなる病気なのかな、と思いました。

内門　不思議な話をされる方はいますね。皮膚寄生虫妄想みたいなちょっと奇妙な妄想の場合はレビー小体病と判断されやすいですが、違う場合もあるんですよ。

✝人間は脳にだまされる――幻聴、幻臭

内門　幻視よりは少ないけど、幻聴がある人もいますね。私の患者さんですが「音がしたので、家族が帰ってきたと思ったらいなかった」ということがあるそうです。統合失調症でよくあるように、**人の声の幻聴がある患者さんもいますが、物音がするという人が多い**と思います。樋口さんの幻聴も、音ですよね？

樋口　最初は、夕方五時に町内放送で流れる音楽が、違う時間に聞こえるっていう幻聴が

繰り返し起こりました。レビー小体病の診断の一〇年くらい前です。でもその後は、物音が主ですね。誰もいない部屋からガサガサ物音がするとか。お皿を洗っていたら電話が鳴ったので出ようとしたら、「電話なんて鳴ってないよ」って夫に言われるとか。

家にいると物音がよくするんですけど、日中は一人でいるので、それが本当の音か幻聴かは自分では確認できないです。集合住宅なので、隣の音かも知れないし。スマホの着信音の幻聴も時々あって、それなら自分ですぐ確認できるんですが。

人の声といえば、選挙カーの声みたいなものが真夜中に聞こえて、「こんな夜中に何を言ってるんだろう」と耳を澄ませても聞き取れなかったことが、一度だけありました。

内門　樋口さんは、幻臭もありますよね。でも、幻臭を訴える患者さんはあまりいないんです。患者さんに質問しても、「においもわかるし、幻臭なんてないです」と多くの人が言いますね。嗅覚障害は、ほぼ必発するはずなので、自覚してないのかもしれないです。幻臭は、他の人から聞いたことがありますか?

樋口　本人からはないです。介護職の方から「シーツが臭い」と度々訴える人がいるという話は聞きました。「妄想か意地悪だろうと思っていたんです。幻臭だったんですね」と。ただ、本人が幻臭を幻臭と気づくのは難しいと思います。

内門　私もそういう気がしました。だから、自覚している人が少ないのかな。

樋口　普通は気がつかないと思います。ありえない臭いじゃないんですよ。ゴミ箱から魚の腐った臭いとか、下駄箱から靴下の臭いとか。いかにもありそうな悪臭がするんです。「臭う?」って家族に確認しないと、私も本物の臭いだと感じます。

普段においがわからないのに、臭さだけ感じるって、理屈では変だと思うんですけど、人間って感覚にだまされるんです。百聞は一見にしかずじゃないですが、自分の目で見たものは確かにあると思うし、ぷんぷん臭っているのに「この臭いは本当は存在しない」とは、なかなか思えないんです。脳は「間違いなくある」と、認識しているわけですから。

†自分の病気を理解したい

内門　自分の病気を理解することは、役に立つと思いますか? 「レビー小体病という病気は、こういうもので、こういう症状があります」と医師がしっかり説明した方が、本人にとってはいいんじゃないかと思っているんですが。

樋口　理解は重要です。この病気は、体調不良も含めて症状がすごく多いので、理由もわからないまま不安に思っているよりずっといいです。でも症状をよく知らない本人や家族は少なくないですね。「失神も症状なんですか?! 救急車を何度も呼びました」とか。

私は、**本人や家族が本や資料を読んで基礎的なことを知るのはすごく大事**だと思っています。薬のことも含めて。でないと、知らないで飲んだ風邪薬や頻尿の薬でせん妄を起こすなど、病状を簡単に悪化させてしまいますから。

ただ、医師が診察室で一から説明するのは大変ですから、資料を渡すとか、別室で動画を観てもらってはどうでしょう。ネット上にも良いパンフレットや動画が公開されています。動画は玉石混交なので、注意が必要ですが。良い資料や本をまず読んでもらって、質問が出てきたら、その都度医師が答えるという感じでいいんじゃないでしょうか。

幻視とか幻聴に関しては、多くの人が、まず統合失調症と結びつけて考えますよね。統合失調症も脳の病気ですが、良い治療薬もあるし、正しく知れば怖い病気ではないんです。早く対応すれば良くなる病気ですし。でも、ひどく歪められたイメージが広がっていることが問題なんです。

私自身、幻視を自覚した時は、恐怖を感じました。私の頭はどうなってしまったのかって。でも、自分を観察していくと、人格とか精神とかは関係ないなってわかりました。脳が誤作動を起こしているだけで、私の知性とも全然関係ないなって思ったら落ち着いて、別に幻視があっても問題ないという考え方に変わったんです。

幻視は、最初は誰でも怖いと思うんですよ、初めての体験ですから。そういう時に、**「この病気は症状として幻視が出るけれども、別にあなたの精神とか人格には関係なくて、ただ、誤作動しやすい脳になっているだけなので大丈夫ですよ」**みたいな説明は、安心できると思います。健康な人でも遭難とか死別とか特殊な状況では幻視や幻聴が起こるので、元々人間の脳に備わった機能なんですよ。そのスイッチが緩くなっていて、勝手にオンになってしまうだけです。

内門　いいと思います。その説明使わせていただきます（笑）。

樋口　私はそう考えているんですけど、そうじゃないって思っている医師ももちろんいます。例えば、「幻視を幻視と判断できる患者は少ない」とか。同病仲間は、みんな幻視と理解しているし、そんなことはないだろうと思うんですけど。

医師は、自分の診た患者さんから判断することが多くないですか？　自分の患者さんの多くが小人を見ていたら、「幻視に現れるのは、小人です」みたいに言ったり。私自身も自分の経験だけに頼る傾向は多々あるので、気をつけなきゃと思っているんです。

内門　自分の知らないパターンもあるんだ、ということですよね。医者は、忙しいからでしょうか。自分が知らない新しい症状を聞いたら、「そういうのもあるんだね」と、普通は思って調べますよね。

樋口　自分の症状を話したら、「そんな症状はありません」と主治医から言われたという話も聞きました。でも現実に本人は、それを体験しているわけです。**症状を否定されるのは、つらいですよ。自分を否定されているよう**ですし、「じゃあ、この症状は何？」って不安になります。

まず経験や論文で知った枠組があって、そこから外れているものは否定するという態度は、患者を傷つけます。症状に関しては、論文で知っている医師よりも本人の方が、自分の身で体験しているわけですからリアルですよ。もっと患者本人から詳しく聞けばいいのにと思うことがあります。「認知症だし、どうせ説明なんてできないだろう」と決めつけずに。

内門　私は、もの忘れ外来や県の認知症疾患医療センターでも患者を診ていますが、そういうところには、症状の軽い人も来ます。認知症といっても、軽症の人は認知症のない人と変わらないじゃないですか。認知症というと、人によっては寝たきりで会話もできないとイメージするかもしれないですが、たいていの高齢者は認知機能が低下してるから、実は、認知症の人もそうでない人もあまり大差ないですよ。認知症のイメージが実像と違い過ぎていますね。

✝ストレスを避ける工夫

内門 ストレスがかかった時には、幻視に影響するっておっしゃってましたよね。

樋口 はい。見えるものが怖いものになったりします。頻度も若干増えるかも知れません。

内門 人間関係のトラブルはどうですか？　症状に影響しますか？

樋口 人間関係は、ストレスの一番の原因ですよね。いろいろな症状が一斉に出ますよ。悪夢を見て「ギャー」と叫んだりもします。いいことは何もないですね。

でも、ストレスを感じないように長年努力してきたんですよ。考え方を変えて、ストレスにならないようにすごくがんばってきたので、今は、たいていのことは受け流せるようになっています。

内門 心が乱されない方がいいですよね。

樋口 そうです。**悪いストレスって猛毒だと感じます**。体調も急変するし、脳も全然働かなくなるし、どうしようもなくなってしまいますね。

ある時、お財布を忘れて遠出して、どうしてもお金が必要だったので慣れないATMでおろそうとしたのにできなかったんです。普段なら店員さんに聞くとか、何か対応を考えると思うんです。でも、その時は茫然自失というか、不安に呑み込まれたというか、倒れそうになってしまいました。そういう現象は、なんていうんですか？

内門　パニック発作ですか？

樋口　パニック発作とも違うと思うんですが。まあ、普通の状態ではないです。そういう時には、何も考えられなくなります。恐ろしくて、不安で、惨めで、しゃがみ込んで声を上げて泣き出したいような気分になってしまうんです。

例えば、役所に住民票を取りに行った時、自宅の住所が急にわからなくなったんです。私はよく手紙を書くので、住所を忘れるなんてあり得ないことで、血の気が引きました。

普段なら、お財布の中の保険証を見れば住所が書いてあるとか、多分すぐ思いつくんですけど、その時は「どうしよう、どうしよう、どうしよう」って。そのうち気持ちが悪くなってきて、そのまま家に帰って寝込んだんです。

内門　健康な人でも、ど忘れみたいなことはあるとは思うんです。自分の携帯の番号がパッと出てこないとか。それとも、ちょっと違う感じなんですね。

樋口　自分の携帯の番号は、覚えられないです。もちろん健康な時もど忘れして焦るということはありましたけど、そこまでダメージを受けるとか体調が悪くなるって、一度も経験したことがなかったんです。でも今は、ミスをするとそうなります。だからストレスをより直接的に受けやすい、もろい脳になったと感じています。守るカバーが外れて脳が剝《む》き出しになっているような。

根っこの所に進行への不安とか、いつ変な失敗をするかわからないという不安が常にあって、それを普段から「どう、どう」って手なづけながら生活しているんですが、そういう瞬間に不安が巨大化して制御不能になるような感じがします。

内門　大きな駅を避けるとか、ミスしそうなシチュエーションを避けるとか、自分の心持ちを普段から動じないようにしておくとか、考え方を変えるとか、いろいろな工夫をされてきたことが本に書かれていますよね。

樋口　日々工夫を重ねています。何かに失敗したら、繰り返さないための対策を自分で一生懸命考えて実行しますね。だから、大きな失敗はあまり繰り返しません。工夫しても、カバーしきれない部分もありますけど。

内門　レビー小体病ではないんですけど、パニック障害で電車に乗れない人がいますよね。

仕事もできて、車も運転できるんだけど、電車だけはダメという人。それなら、電車に乗らなければいいという話ですよね。電車に乗ることをがんばろうとするのは、あまり意味がないと思います。

そういう発想の転換みたいなことや、樋口さんがどう対処してるのかということは、レビー小体病患者の人たちに限らず、いろいろな人に役に立つんじゃないでしょうか。一人の人の体験をそのまま一般化はできないかもしれないけど、対応の仕方は他の人も参考にできるんじゃないかなと思います。

樋口 『誤作動する脳』を出した時に、「書かれている症状が、自分とそっくりだ。いろいろな工夫も役に立つ」という感想が、かなりありました。発達障害とか高次脳機能障害の方からも。

内門 当事者の感覚ですから、よりリアルに感じた方が多かったっていうことですね。

†できないことはしないと決めて、人に頼る

内門 その本に「忘れること自体は、問題ではないのです。覚えておこうとすることで生まれるストレスが問題なのです。（略）だから、とにかく楽をするのです。**自分を頼るの**

はきっぱり止めることで、安心と余裕を得るのです」（一四九頁）ってあって、思わず頷きました。

樋口　不安があると普段できることもできなくなるので、とにかく安心していることが大事だと思っています。そのために、できなくなったことはしないって決めてます。

内門　なかなか諦められない人もいるんじゃないかと思うんですけど。樋口さんは、元々割り切れるキャラクターだったんですか？

樋口　病気で変わりました。元はなんでも一人で徹底してやらなきゃ気が済まない嫌なタイプで、人に頼るのは苦手でした。でも、病気になって失敗ばっかりして、さんざん苦しみました。どうしたら楽になれるんだろうと考えて、自分の考え方を変えていったんです。「できないことはやめよう。人を頼ろう」って。だからすごく変わりましたね。

内門　それは、**老いの受容にもつながりますよ**ね。

樋口　似てますね。エッセイ集として出した『「できる」と「できない」の間の人』（晶文社・二〇二一年）は、老いや病気でできないことが増えていく親や自分をどう受け入れていくかを一つのテーマに書きました。

内門　老いを受容できない人は、苦しんだりしてますね。

樋口　健康で強靭な体や高い能力が自慢だったような方が、事故や病気で弱者の側になると、ものすごく苦しみますよね。でも、生まれつき障害があったり、若い頃から持病があって大変だったという方は、受け入れ方に熟達しているというか、晩年に大病をしてもするっと受け入れて、淡々と生きているように見えます。そういう方とお話ししたことがあるんです。すごいな、そんなふうになりたいって思いました。

具体的な症状への対策・工夫

内門　少し具体的な症状と対策をお聞きしたいんですが、冷えとか、温度感覚の異常があったと本に書かれていますよね。どんな感じだったんですか？

樋口　夏でも寒くて耐えられない時期がありました。みんなが汗をかいている中で私だけ上着を着ていても寒い。湯船に浸かっていても寒いとか。その時は、漢方薬に詳しい医師から処方された漢方薬が効きました。それから、自分で鍼灸のツボを勉強してお灸をしたら効果を感じました。今でも冷え性ですけど、当時の異常な冷えは改善しました。

内門　この病気は冷えを訴える人が多いですよね。今は、どんな対策をしていますか？

樋口　着るものには気を付けます。スカートははかない、夏でも靴下、夏以外はハイネックの服。ストールは、夏でも持ち歩きます。長距離移動の乗り物ではレッグ・ウォーマー。夏は、乗り物や室内で凍えるんです。首、足首、手首を冷やさないようにしています。冬場、寝る時は、布団乾燥機で布団を温めて、首、足首、手首用のウォーマーと湯たんぽも使います。

　夏でも冷たいものは飲まない、食べない。冷えたら三陰交《さんいんこう》というツボにお灸をします。冷えるとすぐ体調が悪くなるので、冷やさないように何でもします。

内門　汗はどうですか、発汗障害はありますか。

樋口　診断された頃は、真夏に汗が出なくて、毎日微熱が出てつらかったですね。

内門　大量の寝汗をかく人もいますよね。

樋口　寝汗もあります。真冬でも夜中に突然暑くなって、汗が噴き出す。でも少しすると寒くてたまらなくなったりします。日中でも急に暑くなって汗をかいたり、逆に寒くなったりするので、上着を着たり脱いだり。その症状が生活する中で一番困る、と言っていた方もいました。

内門　対策はありますか？

樋口　寝汗は突然出るので、予防法はないです。冬でも布団を二〜三種類横に置いておいて、暑くなったら薄い布団に替えたりします。しばらくするとまた寒くなるので、厚い布団に替えます。この症状もストレスで悪化する感じがします。

内門　レビー小体病の患者さんの中には、足の裏がボコボコしているなどの体感幻覚を感じる人がいますね。樋口さんの「お風呂につかっても気持ちよくない」という皮膚感覚の異常は、体感幻覚に近いものですか？　そういう人は、他にいますか？

樋口　お風呂が気持ちよくないという方は、いますね。私は、脳がすごく疲れているとなります。感覚の異常ではあるんですが、体感幻覚とは違う気がします。

そういえば、私も足の裏に紙が貼り付いているように感じたことがありますね。たまにあるのは、切り傷の幻覚。足の指が多いんですけど、カミソリでスパッと切ったような強い痛みなんです。見ても傷はないんですが、痛みが長く続きます。痛みを和らげる方法がないので困ります。

内門　記憶が抜けてしまうということを、『誤作動する脳』に書かれていましたね。

樋口　アルツハイマー病のように次々と記憶が消えるということはないんですが、たまにスコンと抜け落ちて全然覚えていないっていうことがあるんです。その本に書いたのは、映画のフィルムをそこだけ切り取ってつなげたというたとえですね。記憶が曖昧なんじゃなくて、存在していないんです。「そんなことはなかった」と、断言できる感じです。

内門　もしかしたら、意識がぼんやりしていた時なんでしょうか？

樋口　ぼんやりしていたという自覚はないんですが。不整脈でも起こして一瞬血流が止まったのかなとかいろいろ考えるんですけど、よくわかりません。

ただ、覚えるということは本当に苦手になりました。記憶力はかなりいい方だったと思うんですけど、もう新しいことは全然頭に入らないです。本を読み終えたら、内容はほとんど覚えてないです。年齢も影響しているとは思いますけど。**自分の頭で覚えるということは、一切やめました**ね。メモして貼っておくとか、人に頼るとか、なんでもします。自分で自分をまったく信じてないですね。自分で覚えるなんて、絶対にしない。

内門　確かに。私も秘書の方がいないと、スケジュール管理はできないです。

外出する時の注意点

内門　大きな駅の構内で混乱するとか、矢印がどこを指しているのかわからないと書かれていましたが、対処法はありますか？

樋口　左右以外の矢印は常にわからないので、迷わず人に聞きます。不思議な顔をされま

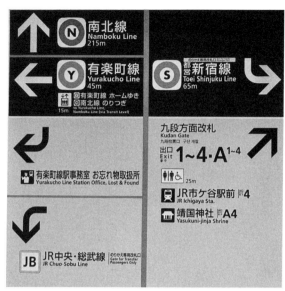

地下鉄の駅の表示。「有楽町線の矢印以外は、わからない」

すが、慣れました。

駅で大混乱に陥るのは、疲れている時なんです。体調が良くて余力十分なら、そこまで混乱しないです。コロナ禍以降は、講演などはほぼないんですが、遠出をして講演を済ませて帰る時が、大変でした。脳は疲れ切っているし、全身異常な疲労感を感じている。そういう時に大きな駅で乗り換えると、何が何だかわからなくなってしまうんです。聴覚過敏も起こるし、見え方も変わったりします。クラクラして倒れそうになるので、しゃがみ込んでじっとしているとか、ベンチがあれば、目をつぶって何十分か休む。渋谷駅とか池袋駅とかでは、絶対乗り換えないようにしています。出かけても疲れる前に途中で抜けて帰るとか、用事は一日一つだけにして、常に余力を残して無事に帰宅できるように気をつけています。

『誤作動する脳』を読んで連絡をくださった駅のデザイナーの方がいて、聞き取り調査を受けたんです。一緒に駅を歩いて、わかりにくい部分を指摘したりもしました。私がパニックを起こした永田町駅構内も、現在ではずいぶんシンプルになっているんですよ。

高次脳機能障害のあるライターの鈴木大介さんと一緒に駅を歩いたんですが、鈴木さんは、つばのある帽子やサングラス、音を軽減するイヤーマフをして、目や耳から入る情報を減らしていましたね。

内門　サングラスをするのは、効果的なんですか？

樋口　体調を考えて、私は夜の外出は控えているんですが、車で夜、出かけないといけない時は、助手席でサングラスをしています。昼間はいいんですが、夜は、照明や光がとにかく眩しいんです。目に突き刺さる感じで。自宅の照明もＰＣやスマホの照度も下げて薄暗くしています。字は見にくくなるんですけど、サイズをうんと大きくしています。

✝楽しいことは、脳にとって最高の薬

内門　『誤作動する脳』に「感動するにはエネルギーがいる」と、書かれていますよね。うつ病では、結婚とか昇進とかそういううれしいこともストレスになるんですが、コンディションによっては、うれしいイベントも避けた方がいいですか？

樋口　私は、うれしいこと、楽しいこと、ウキウキすることは、脳にとっては最高の薬だと実感しているんです。薬より何より効きます。普段は進行した認知症に見える方でも、孫や大好きな人が来たら、別人のようにシャキッとして饒舌に話すことがあるじゃないですか。心が湧き立つことには、そういうすごいパワーというか、脳に対して一時的でも劇的な改善効果があるんです。

ただレビー小体病は状態に波があるので、ぐったりして頭も働かなくなる時があります。そういう時に無理に何かやらされたり、どこかに連れて行かれたりするのは、しんどいですよね。食事とかお風呂もきついです。私の場合、そういう時は高熱があるような感覚なんです。熱くはないけど、苦しいし動きたくない。それを「あなたのために企画したんだから、行かなきゃ！」と言われたら困ります。そっと休ませておいてって思います。

でも、そういう時以外なら、楽しいことは必要ですよ。楽しいこと、ウキウキすることがあると、体調も脳の働きも明らかに良くなりますから。

内門　そうですね。楽しい、うれしいことだったら自然に気力も湧いてきて、そこに努力は必要ない感覚ですもんね。

樋口　「感動するにはエネルギーがいる」と本に書いたのは、芸術鑑賞の話なんです。私は、美術館が好きなんですけど、脳や体の調子が良くないと感動できないと気がついたんです。普段はいい絵を見ると、とてつもなく感動するんですね。体の奥から生きる力が、わーっと湧き上がってくるのを感じるんです。でも脳が疲れていると、それがまったく起こらないので、ああ、感動するにもエネルギーがいるんだなと思ったんです。

内門　なるほど。樋口さんの感性が素晴らしいですね。

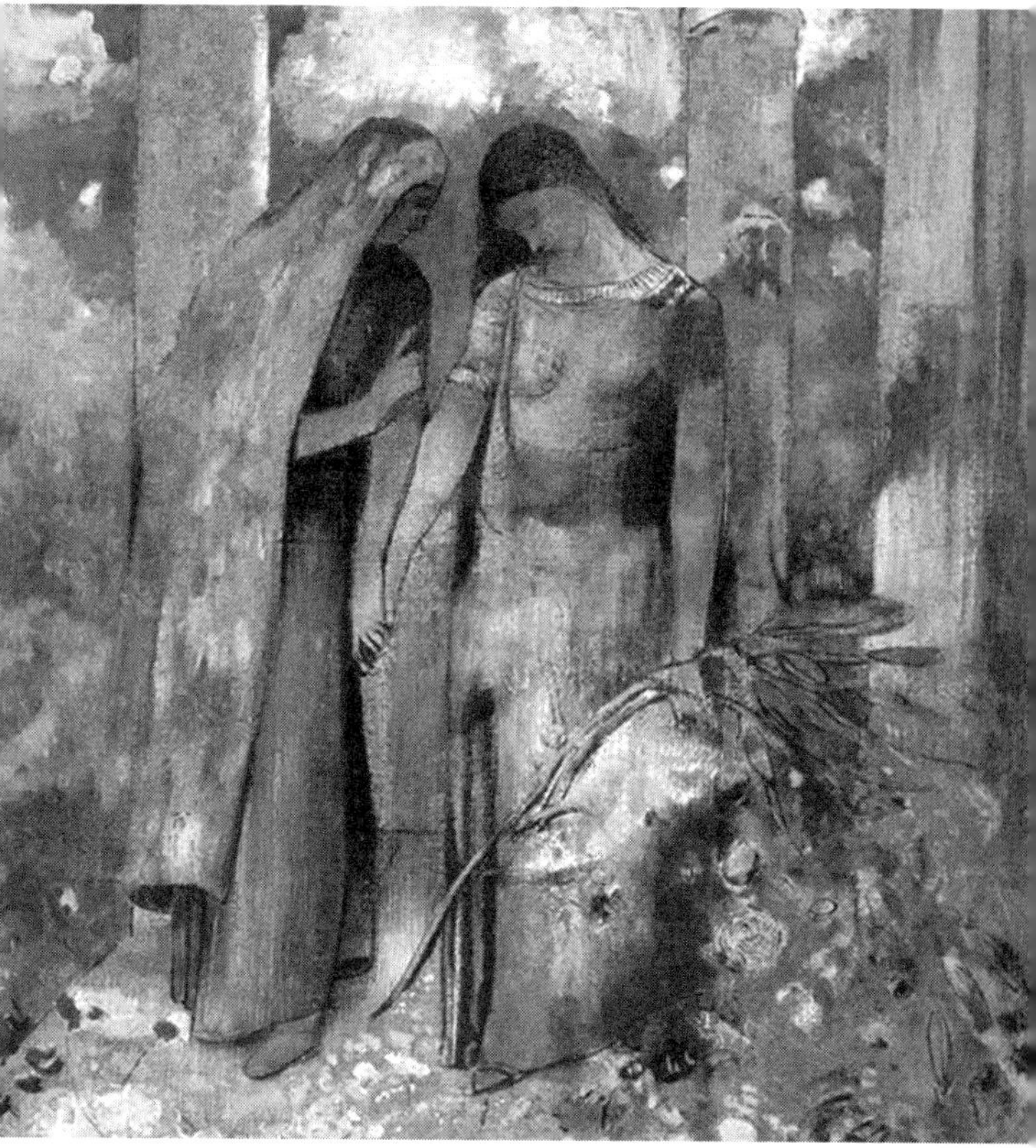

第五章

病気と医師との付き合い方

オディロン・ルドン「神秘的な対話」
ルドンには自らの幻視を描いていた時期がある

†「脳疲労」を、どう避けるか？

内門　樋口さんは、「脳疲労」の状態についてご著書に書かれていますね。医学用語ではないけど、脳が疲労するって、確かにそうだなって納得します。その言葉だけでしっくりくる患者さんも、いるんじゃないかな。アルツハイマー病の方も同じような脳疲労を感じているんじゃないかと思ってきたんですが、患者さん自身から言葉で説明されることがなかったんです。

樋口さんは、自分の症状を的確に表現できるので、みなさんの代弁者になれると感じます。脳疲労はあまり知られていない概念なので、もっと広まった方がいいですね。脳疲労の対処方法を知ることができたら、患者さんにも役に立つと思うんです。

樋口　本の中では、脳疲労という単語は使っていないと思うんですが、「この、頭がものすごく疲れて動けないような、どうしようもなく苦しい感じはなんですか」と、今まで何人かに聞かれたことがあります。「健康な時には経験したことがなかった」って。

若年性アルツハイマー病当事者として活動している藤田和子さんには、そういう状態があるんですが、同じアルツハイマー病でも丹野智文さんは寝込むまでの脳疲労はないそうで、Ｚｏｏｍでも長時間話されていてびっくりします。

内門　丹野さんは、全国を飛び回って講演したりハードスケジュールをこなしたりしてますね。

樋口　人によってかなり違うんですね。他の脳の病気でもあるように聞きますが。

内門　私の患者さんでもレビー小体病の人は、疲れやすい感じがします。しんどそうなのがレビー小体病の人、という印象がありますね。

樋口　自律神経症状もあって、体がつらいのは確かです。脳も体もすぐ疲れます。

脳疲労は、脳を使うと起こるんですが、病的な疲労感なんです。例えば、その日の体調にもよりますが、私はＺｏｏｍで一時間以上話すと、終わってから動けなくなるんです。脳が炎症を起こしているような不快な頭痛も出るし、本当に全身が苦しくなります。そうなると眠くはないんですが、目を開いていられないし、音楽もラジオも苦しくて聴けない。文字を読もうとしても意味が頭に入ってこない、脳がオーバーヒートして一切の情報を拒絶している感じになります。

対策は、そこまで行く前に休むことです。脳が疲れてきたなっていうのは、自分でわかるんです。頭の回転も悪くなりますけど、体がだるくなります。そしたらすぐ脳を休ませる。木々の緑を眺めながらぶらぶらぶら散歩するとか。読み書きしたり動画を観たりは、ダメです。情報は遮断します。

仕事なら、先方に「Ｚｏｏｍは一時間が限界です」と事前に伝えておきます。以前、それでも長引いた時があって、苦しくて倒れる寸前という感じだったんですが、後でその時の動画を見たら、無気力な感じにしか見えなくて驚きました。あんなに苦しいのに、人からはぼんやりしてるようにしか見えないんだなとわかりました。

†医師との上手な付き合い方

内門　『誤作動する脳』の中で、中井久夫先生の言葉も引用して、医者と患者が協力して、二人三脚で治療を進めていくのがいいと書かれていましたよね。医師が心構えを変えるのはもちろんですけど、患者さんができることはなんだと思いますか？

樋口　私は、本人や家族がある程度知識を持たないと、この病気にうまく対応していくのは難しいと思っています。注意しないといけないことも多いので。それでＳＮＳでも細く長く情報発信をずっと続けてきました。今、その情報を必要としている一人に届けばそれでいいと思ってやっています。「先生にお任せ」ではなく、知識を持って医師と治療について話し合ってほしいと思ってきたんです。でも、知人から「病気のことを学ぶって言っても、全員ができるわけじゃないよ」と言われました。例えば薬を飲んでどう変わったかは、気づける人もいるけど、気づけない人もいると言われたんです。じゃあ、どうしたらいいんだろうって考え込んでしまいました。

内門　樋口さんみたいなアプローチができる人もいれば、できない人もいますね。だから、できない人に対してはどうすればいいでしょうね。医者側への啓発も、大事ですね。

一方で、すごく勉強していて、自分の症状をびっしりと記録して持ってくる患者さんたちもいるんです。そういう患者さんが治療で良くならないと、患者さんもですが、医師の方もしんどくなります。そうすると、これ以上やれることがないからと、見放されてしまうんですよね。**病状を言葉で表現できる人が、過剰にいろいろなことを言い過ぎるために医師から見放されることもあります。**医者との付き合い方にも、工夫がいるかも知れません。

樋口　医師とのコミュニケーションは難しいですね。ある医師は、レビー小体病の患者さんの子どもは勉強熱心な人が多くて、すぐに病気に詳しくなると言っていました。そういう人が、詳細な病状記録を毎日つけて持ってくるんだけど、診察中に全部読む時間はないと、別の医師から聞きました。ポイントだけ、特に困っていることだけに絞って伝えるというのは、大事かも知れません。「幻視はありますけど困っていません」という言い方をしないと、「こんな症状がある」は「薬を処方してほしい」と医師はとるので、薬がどんどん増えたりしますから。

内門　いつ幻視が起きたかを、一覧表にして持ってくる人もいます。それはそれで参考になるし、私は興味があるんですが、そうじゃない先生は嫌だなって絶対思うんですよね。治療法がたくさんあるなら選べますが、レビー小体病の場合、意外と限られていますから。『私の脳で起こったこと』には、抗認知症薬で幻視が減って、不調感も改善したとありましたね。確かに、レビー小体病の患者さんでそういう人はいます。減っているアセチルコリンを補充すると、全体的に調子が上がるんですよね。

†薬は試してみないと、わからない

樋口　抗認知症薬と呼ぶと記憶障害の薬のような印象を受けますけど、使ってみて、認知症の薬というよりはアセチルコリン補充薬なんだなと思いました。レビー小体病の場合は、認知症が目立たなくても、アセチルコリンを補充することで幻視が減ったり、意識レベルが上がって覚醒したり、体調が良くなる人がいますよね。

治療前は、急に頭に濃い霧がかかって、倦怠感もひどくて動けなくなることが頻発していたんですが、それがだいぶ減って普通に生活できるようになったんです。でも、思考力や記憶力に影響したという感じはあまりしていません。まあ、頭に濃い霧がかかっている時は何も考えられないんですけど。

内門　それは、脳疲労が軽減されたという感じですか？

樋口　脳疲労の時とも似ていますが、脳を使わなくても発作のように突然起こるんです。急に脳と体が不調になって、頭も働かないし倦怠感が強くて、何もできなくなる。高熱がある時のように、朦朧とした感じです。治療前は、日に何度もなって困っていたのが、抗認知症薬ですごく減りましたね。

内門　樋口さんには、よく効いたわけですね。

抗認知症薬は、「飲みたくない」とか、「少量にしたい」っていう患者さんが時々いるんです。週刊誌で時々特集される、「飲んではいけない薬一覧」に入っていたりするからでしょうか。よく効く人もいるのにもったいないな、と思いますね。

レビー小体型認知症は薬への過敏性はあるけど、抗認知症薬を最大量まで使って良くなる患者さんもいます。もちろん強い副作用が出たら、すぐにやめます。**最初から避けないで、まず試してみてほしいと思います。**

樋口　この病気の方で、抗認知症薬で覚醒したという話は何度か聞きました。意識がはっきりしない時が多くて食事もできないので、老衰で終末期だと判断された、かなり高齢の方が、転院先の医師の判断で抗認知症薬を初めて試してみたらシャキッと覚醒して、自分で食事ができるまでに回復したという話を聞いたことがあります。診断されていなかったけれども、意識レベルに波があるのでレビー小体型認知症だと、その医師は思ったそうです。「奇跡の復活」みたいに見えることが、レビー小体病では起こるんですよね。

でも、その一方で抗認知症薬を飲み始めたり、増量したりしたら体調が悪くなったとか、興奮が始まって介護が大変になったという話も介護家族から聞いたんです。割合は分かりませんが、そういう方も確かにいるので、**薬への反応を注意深く見て、即座に的確に対応することが大事だと思います。**

内門　当然、その人その人の反応性があるっていうことですよね。

樋口　はい。だから、どんなものでも「一〇〇%良い・効く」とか「一〇〇%悪い・効かない」とは言えないと思うんです。慎重に試してみて、効いたら続ければいいし、合わなければすぐやめればいいし。試してみなければ、どうなるかはわからないですよね。

内門　そうですね。過度に恐れずに試してみてほしいです。

†うつ病と誤診されて苦しむ人は多い

内門　ある時期、私が受けもっていた六七名のレビー小体病の患者さんのデータを見てみたら平均年齢が、七九・八歳でした。一番若い患者さんでも六七歳でした。

樋口さんがうつ病と診断された時をレビー小体病の前駆症状と考えると、四〇代の発症ということになります。そこまで若い場合は、誤診されることが多いだろうと思いますね。**若い年齢であってもレビー小体病の可能性がある**ことを、きちんと伝えていかないと、樋口さんと同じような不幸な経過をたどる人が出てくる。それは避けたいですね。

樋口　はい。本当に。

うつ病と診断された時、私は「自分ではうつ病とは思わない」と医師に伝えたんです。自分を攻撃するとか、死にたいとか全然思わなくて。ただ眠れない、頭が痛い、倦怠感がひどいという症状で、どうしても仕事を続けたかったので睡眠薬だけもらって乗り切ろうと思って受診したんです。
でも若年性アルツハイマー病も若年性レビー小体病も、私の知っている方たちの最初の診断は、ほとんどがうつ病なんです。そしてみんな、「これが本当にうつ病なの？」と疑問に思っていたと言うんです。

内門　私が長く診ている人は、前の病院でうつ病で入院していたんですが、レビー小体病が背景にあるだろうと思ったんです。その時は抗うつ薬で良くなりました。レビー小体病だから、アセチルコリンを増やすように抗認知症薬を出したんですが、うまくいかなかった。その人は、一四年くらい外来で診ていますが認知機能はあまり落ちてない。今も抗うつ薬を使っています。今は、パーキンソニズムが主体で、パーキンソン病の薬を出してるんですが、それなりに安定しています。

でも、レビー小体病の人で、他に抗うつ薬を使ってる人がいるかっていうと、あまりいないです。高齢者がせん妄を起こしやすい薬、飲ませてはいけない薬がありますけど、抗うつ薬も含めて、抗精神病薬は使わずにすむなら使わない方がいいんです。

樋口さんも、うつ病と診断された時に薬物治療でかなりつらい目に遭ったことが、『誤作動する脳』に詳細に書かれていますね。六年近くその治療を受けていたんですよね。

うつ病ではなくてレビー小体病だったことを先生たちに知ってもらいたいと、前の公立病院を訪ねて行くシーンがあって、すごいなと思いました。精神科の受付で断られても諦めずに相談窓口に行ったんですね。

樋口　自分だけに起こった珍しい例だったら、いいんです。でも似た話を何度も聞いたんです。「私の親も長くうつ病の治療をしていたけど良くならなくて、本当はレビー小体型認知症だったと気づいた時にはすごく進行していた」という話です。悔しいです。早くわかってさえいたら、そんな苦しみはなかったはずです。適切な治療で良くなった可能性が高いのに、医師が知らないことで、そんなことが全国で繰り返されているなんて。

でも他の医師からは、「そんなことしたって意味はありませんよ。ただのクレーマーだと思われただけです」と言われましたよ。

内門　レビー小体病の初期の状態をうつ状態と捉えるのは、仕方ないんです。そっくりだったりしますから。ただ、「抗うつ薬を出しますが、飲み心地が悪かったらやめましょうね」ということだったら、何の問題もなかったはずです。別の手を考えていくわけです。副作用があったら薬をやめるというのは、基本です。樋口さんを診た医師がなぜそうしなかったのか、すごく不思議です。

樋口　時代というのはないですか？　二〇〇〇年を過ぎた頃の話ですから。

内門　勉強不足の医者だったら、ありうるかもしれないですね。

樋口　珍しくない話だよと、他の精神科医たちからは言われたんです。薬の副作用と病気の症状の区別は医師にも判断が難しくて、副作用が出た時に病気の悪化と捉えて、薬の量や種類をどんどん増やしていく医師は、珍しくないよって。

多剤併用の害は、何度かメディアでも特集してますね。私の友人のお子さんも、精神科で一〇種類以上の薬を処方されて苦しんでいたんです。つらいと訴えても主治医は「処方に問題はない」と言って、聞いてくれない、どうしたらいいかわからないと言うので、薬局の薬剤師に相談するように伝えたんです。**薬剤師は医師より薬に詳しいし、自己判断で勝手に止めるのは危険ですし。**

依存性のある精神科の薬は、始めるのは簡単ですけど、止めるのは本当に難しいですよね。私も「うつ病」治療の最後の主治医の下で抗不安薬をやめた時に、離脱症状で寝付けなくなった時期がありました。それに耐えて断薬するのは、大変なことだと思いました。

内門　ある種の依存性の高い薬は、そうですね。合わないと思ったら医者は変えた方がいいと思います。もちろん医者との相性もあるとは思うんですけど、医者によってかなり違ってきますからね。

†薬のことは、医師には相談しにくい

樋口　当事者として活動を始めてから医師とお話しする機会が増えたので、いろいろな方に「うつ病と誤って診断された時、どうしたら気づけたんですか」と質問したんです。どの医師からも「四〇歳くらいじゃ誰も認知症は考えない」と言われました。でも、**薬を飲み始めた時に通常は起こらないような激しい副作用が次々と出てきたら、薬剤過敏性が特徴のレビー小体病を主治医は疑うべき**だったと、ある医師からは言われました。

内門　私もうつ病の患者さんを診ますけど、本人の自覚的なうつがなかったら、最初から抗うつ薬は出さないですね。高齢者なら、まずは睡眠障害をよくする依存性の少ない安全な薬を使いながら休養しましょう、というところから始める。若い人なら、まず休養ですね。抑肝散を使うこともあります。元々は子供の夜泣きとか神経症とか不眠症の漢方薬ですが、うつとか統合失調症にも利用できるという報告があるんです。まずは、より安全な方法で治療していきますね。

樋口さんが最初に飲んだ抗うつ薬の「パキシル」は、人によっては離脱症状が強く出る

場合もあります。樋口さんに飲み心地を聞きながら、場合によっては薬の中止もしくは変更も検討すべきであったかもしれません。休養させる方向から行くべきだったんじゃないかと思います。

樋口　当時は薬のことは何も知りませんでした。抗うつ薬と抗不安薬を一緒に飲むと効果が高まるからと説明されて、不安はなかったんですが、長年両方を飲んでいました。

内門　公立病院で毎年主治医が変わって、七番目のお医者さんが初めてちゃんと減薬したんですよね。初めからそのお医者さんが診ていたら、あんなに苦しい経験を六年間もしなくて済んだんじゃないかなと思ってしまいました。

でも、本に「医師を責める気はない」と、書かれていました。私もそれがいいと思うんですね。大体の医者は、同じことをした可能性があると思うんです。薬物治療しか手立てはないと、通常の精神科医は思います。

認知症診療は薬ではなんともならないことも多いから、孤立しないための社会的処方とか環境調整を考えます。でも、一日三〇人くらい診るとなると診療時間が短くて、「この薬出しますね。様子見てください」となりやすいんです。薬だけ処方するのは、よくありがちな診療ということになります。

薬は二週間くらい経たなければ効果が出ないし、適用量まで増やさなければ薬が本当に効いたかどうかもわからない。本当は患者さんとじっくり対話をしながら、「薬を飲み始めてダメだったらやめて、すぐ連絡してください」と伝えた方がいいわけです。

樋口さんは薬物治療でつらい経験をされて、それを本に書いて、後進の人たちのためにはとても役立っていますよね。だからその経験を、無駄にはしてないわけです。

樋口　うつ病と診断された四〇代の頃は、自分に病気や薬の知識がまったくなかったから、あんなひどいことになったと思うんです。だからレビー小体型認知症を疑った時は、本気で勉強しましたね。専門書も論文も必死で読みました。

内門　私は、樋口さんの本を改めて読んで感銘を受けましたよ。素晴らしいって。

樋口　私のような患者が減っていればいいんですが。

内門　どうだろう。当時の樋口さんが受けた治療がとんでもないかというと、そういうわけでもないから、そこは難しいところなんです。今、抗うつ薬の方が、抗不安薬より依存性も副作用も少ないと考えられていて、ちょっとした不安とかパニック障害の人にも処方されているんです。だから抗うつ薬の処方がすごく悪いというわけではない。ただ、副作用が出ているのに飲み続けなさいというのがよくなかった。

樋口さんも、その時は真面目にずっと飲み続けちゃった。自分でやめる人もいるんですよ。「苦しいから、飲むのをやめました」って言えば、医師も「しょうがない。じゃあ、別の薬で行こうか」となったかもしれない。

樋口　自分の判断でやめるという発想が当時はなかったです。確かに**飲み始めたら悪くなったので、一度やめてみれば薬のせいだったとすぐわかったはず**ですよね。

最近、六〇代のレビー小体病の女性と会ってお話ししたんです。彼女は最初はパニック障害と診断されて、処方薬ですごく体調が悪くなった。外出中に倒れて救急車で運ばれたそうです。薬で大変な目にあったという話は、この病気ではよく聞きます。

以前、旧友たちと食事会をした時に、精神安定剤の「デパス」を飲んでいる人の多さに驚いたことがありました。内科で「寝付きが悪い」と言ったら、「すごくいい薬があるよ。副作用もないし」と出されたって言うんです。依存性のある薬をそんなふうに出しちゃうんだ、って驚きました。友人たちは、よく効くと喜んでいましたけど、飲み続けたら簡単にはやめられなくなるじゃないですか。

でも、薬の副作用のことは医師に言いにくいという人が結構いるんです。薬のことはよくわからないし、機嫌を損ねられたら困るし、と言いますね。

内門　難しいお医者さんは、多いですよ。
私の治療に納得できない患者さんから、「大学病院に紹介状を書いてほしい」と言われたことがあります。大学病院の医者は私の後輩で、私の方がたぶんわかっているんだけどと思いながら、患者の希望通りにして、「なにかあったら、いつでも戻ってきていいですからね」と言って送り出しました。
でも普通は、「もう二度と戻ってこなくていいよ」となると思います。

樋口　処方された薬を飲んで悪くなったので、「副作用じゃないですか」と聞いたら医師が不機嫌になった、という話は時々聞きます。私も経験しています。
もし薬を飲み始めて、何かおかしい、悪くなったと思ったら、すぐ主治医に伝えるべきだと思うんですが、「そんなこと、怖くて言えません」って言われることがあります。その時は、薬局にいる薬剤師さんは薬のプロなので、相談してみてくださいと言います。でも、薬剤師さんからも、「なかなか薬剤師の言うことを聞いてくれない医師も中にはいるんです」と聞きました。話を聞いてくれない主治医だったら、変えるしかないですよね？

内門　**医者を積極的に変えてもいいと思いますよ。**

樋口　レビー小体病の場合は、詳しい医師がそんなにいないという問題もありますが、とにかく患者の訴えに耳を傾けるというのは、とても大事なことですよね。

内門 基本ですね。

†症状を改善するものは何か

内門 樋口さんは、診断後にたくさんのことを自分で試して、少しでも症状を改善しようと努力したんですよね。「自然の音とか、川の音が安らぐ」という話がありましたけど、音楽はどうですか？ 調子が悪い時に効く音楽はありますか？

樋口 調子が本当に悪い時は音楽も聞けませんけど、元気が出ない時には静かな音楽がいいです。音楽に詳しくはないんですけど、反田恭平さんがショパンコンクールで弾いた「ラルゴ」というピアノ曲は、いいですね。「暗い曲が好きなんだね」と友達に言われましたけど。調子が良い時は、軽快な音楽を聴きますよ。明るいリズミカルな音楽を聴きながら体を動かすのは、別の意味で脳にいい感じがします。

内門 自分で調べて東洋医学のツボにも詳しいですよね？ 自分でお灸をしたりするんですね。どんなツボが効くと感じますか？

樋口 有名な足の三里《さんり》とか合谷《ごうこく》とかには、棒灸を使ってよくお灸をします。他には、例えば、鼻と唇の間の真ん中に水溝《すいこう》という意識障害のツボがあります。頭が朦朧とするような時に、ここを小指の先でギューっと押さえると意識がはっきりしてきたりします。その時々で効果も違うんですが。脳の血流を良くするようなツボは、大体すぐに効果を感じます。ツボは他にもたくさんあるんですが、ちょっと勉強しないと、正確な位置がわかりにくいし、刺激し過ぎたりしますから、自己流でやたらにやるとリスクもあると思います。

内門 化学物質にも過敏になったそうですね。神田橋條治先生も、化学物質の害のことをおっしゃってます。そう考えると、患者さんは自然の中で暮らす方が病状にいいと言えるんでしょうか。

樋口 化学物質に限らず、不快なストレスは少ない方がいいですよね。都会よりも田舎の方がストレスが少なくて脳の病気にはいいという研究をどこかで見ました。そうだと思います。でも慣れない土地への引っ越しも、それ自体がかなりのストレスになると思いますし、私は、住み慣れた場所が一番落ち着きます。引っ越したくはないですね。

化学物質アレルギーの強い友人がいて、柔軟剤などの害で電車に乗れなかったんですが、活性炭の入ったマスクをすれば大丈夫だそうです。

内門 運動はどうですか？　お勧めの運動はありますか？

樋口　運動は元々好きで、毎日ジョギングを楽しんでいたんですが、自律神経症状のせいか運動中に気分が悪くなったり、直後に寝込んだりするようになって、激しい運動ができなくなってしまったんです。ヨガ教室にも通っていましたが、診断される少し前から気持ちよさを感じなくなりました。

診断された頃に始めて、ずっと続けているのはＮＨＫのテレビ体操です。ラジオ体操とストレッチや軽い筋トレを組み合わせて毎日違う種類の運動を一〇分間します。車いすの方でもできますよ。始めた頃は楽々できたんですが、今はけっこうきついです。普段使わない筋肉も動かすし、継続したら高齢になった時に差が出るだろうなと思います。

でも、気持ちよく楽しくできるなら、ウォーキングでも太極拳でも何でも、きっと体にも脳にもいいいと思うんです。血流も良くなると思うし。血流はすごく大事だと思います。

パーキンソン症状には、リハビリが有効と聞きますし、テンポの良い音楽を聞きながら楽しく体を動かすのは、すごく良いんじゃないでしょうか。

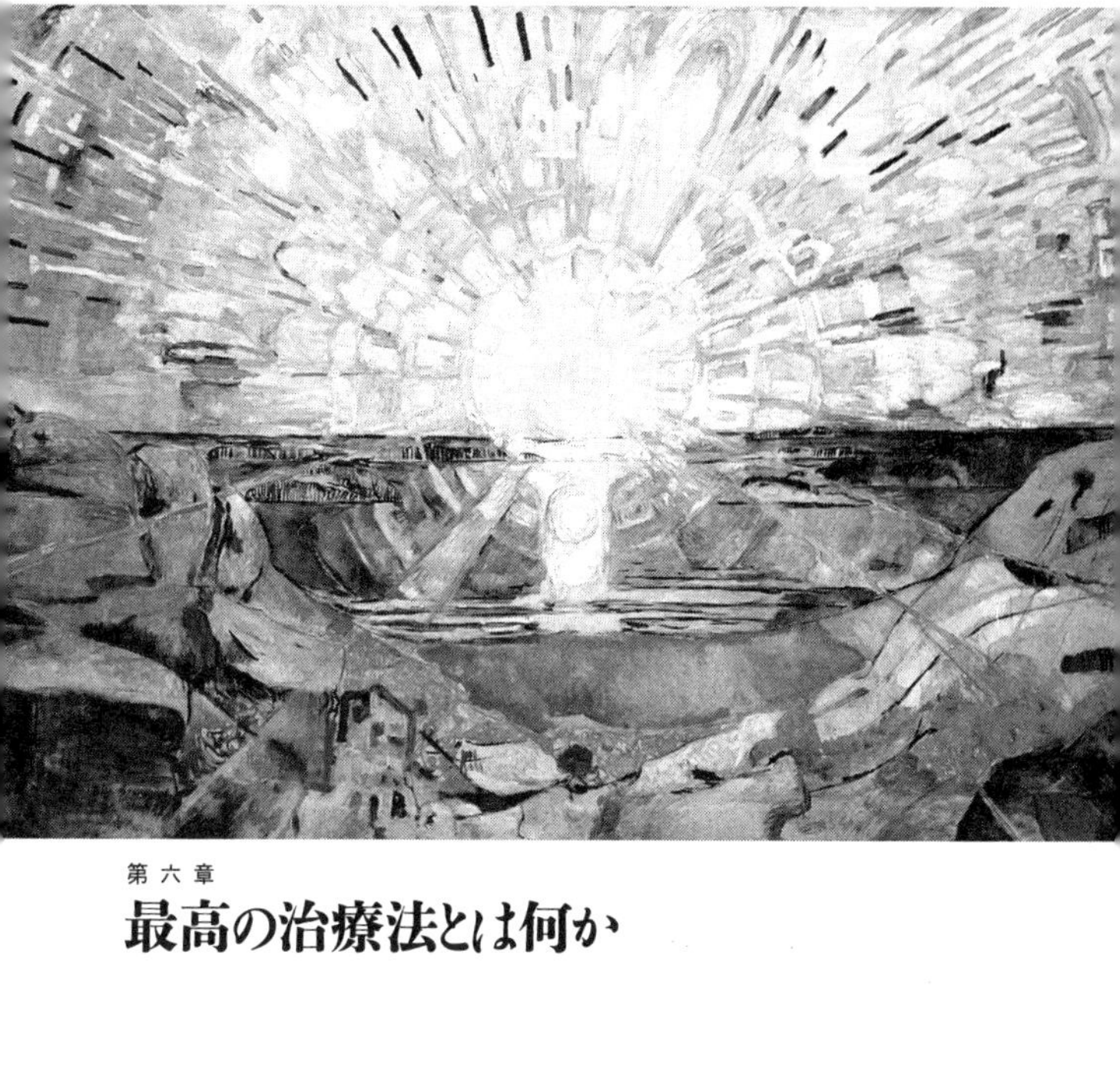

第六章

最高の治療法とは何か

ムンク「太陽」
幻覚に悩まされたムンクが晩年に描いた明るい色彩の壁画

†時間感覚の障害とは何か

内門　『誤作動する脳』には時間感覚が失われたことについて詳細に具体的に書かれていますね。あまり他では読んだことがない内容でした。時間感覚について詳しく書かれた本って、他に何かご存じですか？

樋口　『時間と言語』（嶋田珠巳・鍛治広真編著・三省堂・二〇二一年）という専門書の中に、時間感覚に障害のある三人の症状を比較した研究が一章分あるんです。自閉スペクトラム症のある東田直樹さんのご著書と、私の『誤作動する脳』と、脳出血で高次脳機能障害を持った男性からの聞き取り調査をもとにしています。

　三人の時間感覚は、まったく同じではないですが、かなり似ているんです。時間間覚は今まであまり研究されてこなかったので、今後の研究が待たれる、で終わるんですが。

　認知症当事者七人の公開座談会（D7）をした時に医師の笠間睦《かさまあつし》先生とご一緒して、その後、先生と個人的に時間感覚の話をしたんです。「見当識障害（時間や場所などがわからなくなる障害）とも違うと思うんです。時間の距離感がないんです」などいろいろ詳しくお話ししたら、「そんな症状は聞いたことがない。面白いからどこかに書いたら」と。確かにちょっと説明したくらいでは全然理解してもらえない症状なので、noteというサイトに書いて公開したんです。それを医学書院の有名な編集者の白石正明さんがたまたま読まれて、私に執筆依頼をしてくださいました。それから丸三年かけてできた本が『誤作動する脳』なんです。

内門　この本は、他の患者さんが自分では言語化できないたくさんの症状や体験を表現してますよね。伝わりやすい比喩や言葉を使って、具体的に。普通はあんなふうに言葉で表現できないですよ。だから医師も想像するしかなかったわけです。樋口さんが若くして発症し、元々文章を書く能力があったからできたことです。いい仕事をされているなって思いました。

樋口　ありがとうございます。そうであればうれしいです。

レビー小体と時間感覚なんて、私も聞いたことがないし、研究もないですよね？

内門　ないと思います。でも、例えば**うつとレビー小体は関係がある**と言われています。情動に深く関係する扁桃体（脳内にある神経細胞の集まり）にレビー小体がいっぱいたまっている人は、うつの傾向が高いという研究がされていたと思います。一つの仮説なんですが、注目してます。

樋口　うつ病も脳の機能が落ちますが、時間感覚に影響が出る場合もあるでしょうか？

内門　時間感覚は、認知機能が低下すれば難しくなるだろうと推測はしても、あまり掘り下げたことはないんです。苦痛を訴えられたら、それに対する治療を考えるんですが、時間感覚に関しては、「苦しい」と訴える人はあまりいないように思います。治療薬もないです。だから、これまであまりフォーカスされてこなかったのかもしれないですね。

樋口　周囲からは、どんな困りごとも全部「認知症だから」と片付けられがちだと思うんです。「父には、今日がいつかすらわからないんですよ。認知症だから」というような言われ方をします。

時間感覚は、医師に訴えたところで治療法はないとわかっているので、わざわざ言わないです。私も治療に関係する症状しか主治医には話しません。

でも生活する上では、支障があるんですよ。例えば「昨日、何してた？」と言われても答えられない。忘れたのではなくて、昨日という時間がいつのことなのかわからないんです。昨日という言葉の意味はわかる。でも頭に浮かんだ出来事が、昨日のことなのか、一昨日のことなのか、もっと前のことなのか、現在とその出来事までの距離感がないので、どれが昨日の出来事なのかがよくわからないんです。

もし「千日前、何してた？」と聞かれたら「は？　千日前っていつだよ」と思いますよね？　それと同じように、「昨日っていつだよ」って感じてしまうんです。

出来事をどんどん忘れるわけではないんです。ただ、人と話をしていて「それは、いつ？」って聞かれると、見当がつかないですね。日常会話ではよくある質問なんですけど、「いやいや。私に聞かないでよ」と思います。周囲は、単純に記憶障害だと思ってしまうので、みなさん、すごく誤解されているんだろうと思うんです。

内門　記憶の順番がぐちゃぐちゃになっている感じですか？

樋口　一列ではないですね。ぐちゃぐちゃというか、濃霧の中にふわふわ浮かんでいるような感じもして、よく見えないし、距離感もないし、自力では摑めない感じです（図⑦）。

でも時間以外のヒントがあれば、パッと思い出せるんですよ。例えば、手帳を見れば予定が書いてありますね。地名とか人名とか。それを見れば、何をしたかはっきり思い出せるんです。でも先週何をしたとか、先月何があったかとか、聞かれても何も出てこない。

最近の印象的な出来事でも一週間前なのか三週間前なのか、よくわからない感じなんですよ。診断された年とか、よく聞かれる年の数字は暗記していますからすぐ出ますけど。

時間の中では、いつも迷子になっているような心細い感じがします。

図⑦　樋口さんの時間感覚の一例

（清水淳子氏作成。伊藤亜紗氏の公式サイト「asa ito」Research「interview 樋口直美さん」より転載）
https://asaito.com/research/2018/12/post_53.php

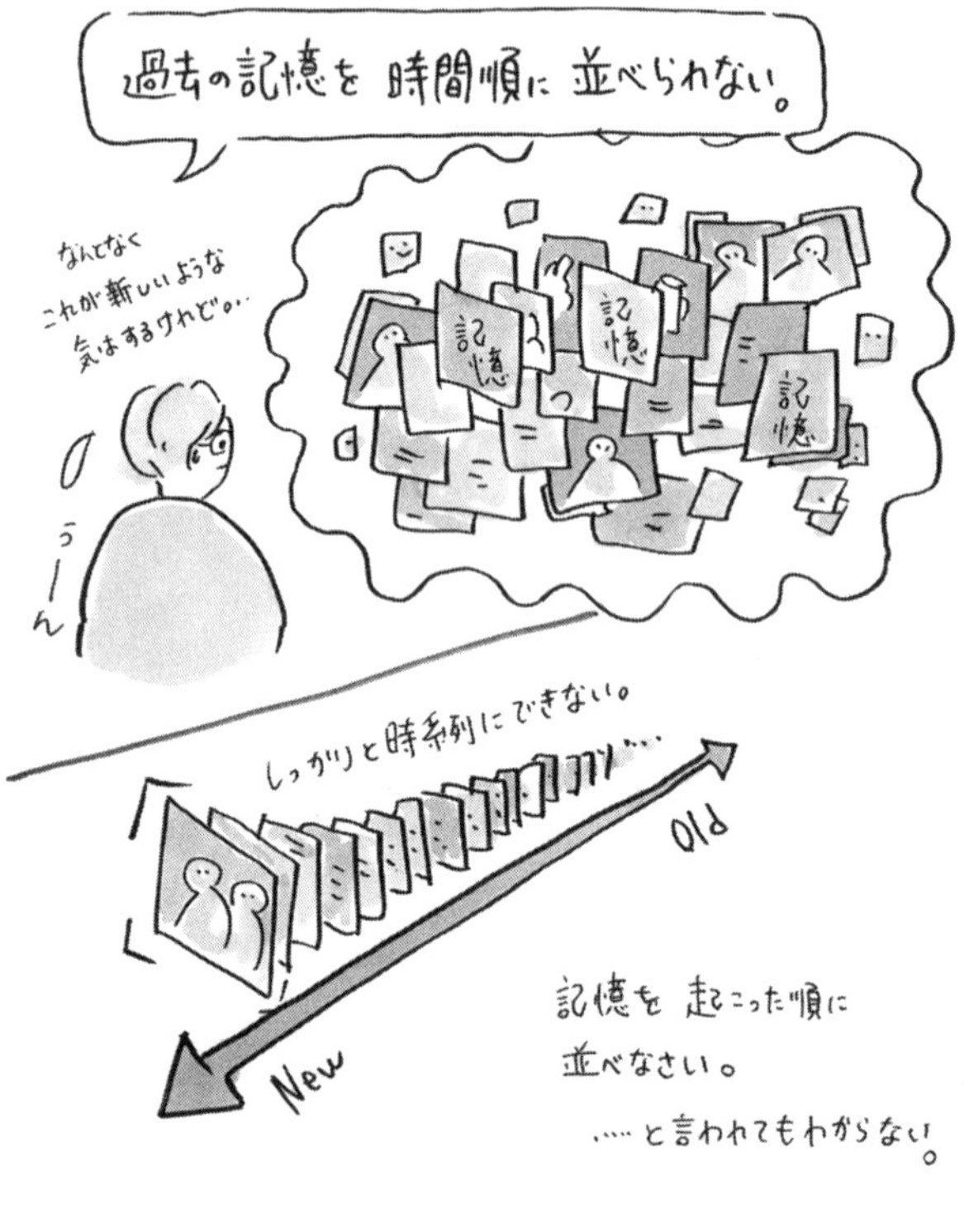
過去の記憶を 時間順に 並べられない。
なんとなく これが新しいような 気はするけれど。。。
う〜ん
記憶
記憶
記憶
しっかりと時系列にできない。
Old
New
記憶を 起こった順に 並べなさい。
……と言われてもわからない。

†視覚で、時間の長さを感じる

内門　未来はどうですか？

樋口　予定は全然覚えられないんです。そもそも、今がいつかわからないからだと思います。今日が、何月何日何曜日かわからないから、時間を測る基準点がない。だから「○月×日は」と突然言われると、それが未来か過去かもよくわからない。予定の話をする時は、必ずカレンダーを指差しながら、まず今日がいつかを確認してから「何月何日は」と始めれば問題ないんですが。

内門　季節を間違えることはないですか？

樋口　季節は、外を見ればわかりますよ。この花が咲くのは五月上旬とか、経験的に頭に入っているので、花が暦の代わりになるんです。ただ、今年（二〇二三年）はどの花もすごく早く咲いていたので、ちょっと混乱しましたけど。

でも、五月に暑かったら「今は七月だっけ？」と思いますし、冷え込めば「三月？」と思いますね。スーパーでお節の予約のポスターを見ると「もう年末?!」とか、しょっちゅう間違えて、一人で慌てています。

内門　私も、月と曜日は分かりますけど、日付はあまり覚えてないですね。長谷川式とか急にやられたら、日は二〜三日ずれそうです。スケジュール管理も人に任せているから、退化していく一方ですね。

樋口　元々そうだっていう方も、いらっしゃいますよね。私は、健康な時は日を間違うことがなかったので、今、なんでこんなにわからないんだろうって不思議です。毎朝必ず確認するのに、すぐわからなくなります。

高齢者でも若くても生活や仕事と関係なければ、何日かなんて忘れますよね。コロナ禍の自粛中は、みんな曜日感覚がなくなってしまいましたしね。

でも毎日何で困るかって言ったら、時間感覚なんです。「時間認知障害」というんだと教えてもらいました。料理でも何分焼いているとかわからないですし、匂いもわかりませんから。必ずタイマーをかけます。人と会って「わ〜、久しぶり！」という感覚とか、別れる時「数年は会えなくなるから寂しい」という感覚もなくなったんですよ。会わずにいた時間の長さを感じないんです。二日も二年も違いがないような気がします。言葉の意味はわかりますけど、感覚が伴わないですね。

内門　映画を観ていて「ちょっと長いな」と思ったり、睡眠が「短かった」と感じたりする感覚もないですか？

樋口　言われてみれば、ないですね。何かしている時、二〇分くらい過ぎたかなと思って時計を見ると一時間経っていたりして驚くことが多いです。自分の感覚とは、いつもずれていますね。睡眠は熟睡するということがないので、短かいという感覚もないです。目覚めた時に頭痛がすれば、足りないんだろうなって思います。

内門　時計は、針のある時計の方がわかりやすいとかありますか？

樋口　デジタル時計よりは、間違いが減りますね。八時まであと何分っていうのが、視覚的にわかりますから。デジタルの数字だけ見ても今の時間しかわからないし、時間の計算もうまくできなくて、よく間違えて失敗しています。

カレンダーも、マス目の数というか**面積で時間の長さを感じる**んですよ。二日と言っても何も感じないけど、マス二つ分の面積を見て、あと少しだなって感じます。

内門　時間の失敗に対して、何か対策はありますか？

樋口　たとえば用事で出かける時は、時間を事前に紙に書き出すんです。電車に乗る時間、家を出る時間、身支度を始める時間って書き出して、それを見ながら行動するんです。そうでないと遅刻するんですよ。あと二〇分ぐらいかなと思って時計を見るとあと三分しかないとか。だから大慌てにならないように、毎回紙に書いています。

内門　時間は、必ず足りなくなるんですか。余ることはないんですか？

樋口　足りなくなることが多いです。

内門　思ったより準備に時間がかかっている、ということですか？

樋口　そんなにモタモタしているとも思わないんですけど。どうして時間がなくなってしまうのか、自分ではわからないです。だから、**知らない間に時間を巧妙に盗まれているって感じるん**です。

内門　一歳のお孫さんの体をお風呂で洗っていたら、二〇代にタイムスリップしたような体験をしたと書かれていましたね。時間感覚が曖昧になることで起こるんでしょうか？

樋口　時間というものが固定された線ではなくて、もっと柔らかくて自在な三次元のものだなって感じるようになったんです。生きて動く、立体的な網のような。伸びたり縮んだり、歪んだりたわんだりするものです。

手触りとか感覚的な刺激で、ふっと何十年も前に戻ってしまうような感じになる時があるんです。すごく幸せだった時代に。だから認知症高齢者が、会社に行くとか、子どもを迎えに行くって言い出すのもわかる。あり得ることだと、今は思うようになりました。

過去とリアルにつながれることは、ある意味、幸せな特殊能力で、苦しい状況の中でその人の心を守ったり、支えたりする役割もあるんじゃないかって思います。

†病気になって進化していること

内門　長い経過の中で、認知機能に変化を感じていますか？

樋口　以前はできたのに、今はすごく難しいと思うことが少しずつ増えてきています。

　本や原稿を書く時も、構成を考えるのがすごく難しくなりました。文章を書くことはできるんです。でも広く全体を把握して配置や流れを考えたりするのは苦しいです。とにかく全部ポストイットに書き出して、それを動かしながら考えるんですが、同時にいくつもの要素を考えるというのは私の脳には厳しくて、泣きそうになりながらやりますね。昔はそういう作業が好きで、楽しくできたんですけど。老化の影響もあるとは思うんですが。

　料理もですね。手順の多いものは全く作らなくなりました。夕食も一品がやっとです。

内門　獲得したプラスの側面はないですか？

樋口　進化したのは、考え方ですね。自分にストレスがかからないようにどんどん考え方を変えてきました。だから前よりも悩まないというか、諦められるというか、そういう方向にはなりましたね。これも年齢が影響しているのかな。

内門　体調に合わせた生活の仕方、例えば、「今日は調子が良さそうだから、これをしておこう」というようなことが、以前と比べてうまくなっているのかなと思いました。

樋口　不調の時はスパッと諦めて何もしないという割り切りは、うまくなったかも知れません。脳と体は連動していて、体調が悪い時は、脳の機能も落ちているので、体調が悪いからのんびり本を読んで過ごそうとかいうことは無理なんです。

調子が良い時に原稿を書いたり、本を読んだり、出かけたりっていうのは、最初からずっとそうです。頭を使うことは、調子が良い時でないとできないので。

体調自体、以前ほど気にしなくなったかもしれません。悪くて普通という感じで。頭痛とか立ちくらみとか倦怠感とか耳鳴りとか、自律神経症状は出ない日がないので、いちいち気にしなくなりました。

でも、診断前後の頃は、かなり体調が悪かったですね。この病気のことを調べても調べてもひどい情報しかなかったので、不安が強かったです。病気のことを必死で隠していましたし、孤独で、精神的に苦しい時期でした。体調がひどく悪い日が、今よりも多かったかなと思います。

内門　なるほど。ということは、精神状態が病状の進行を緩和させたり進めたりというのは、かなりありそうだということですよね。

樋口　それは絶対にあると思います。私は、精神状態が鍵だと思っています。だからストレスを受けにくい考え方とかは、ずっと追求してきました。

内門　どうやって？　本を読むとかですか？

樋口　本は昔から好きでよく読みますが、「ストレスの減らし方」とか、そういう本は読まないですよ。

内門　小説とかですか？

樋口　小説、文学も好きですけど、人文書とかエッセイとか、何でも読みますね。作家とか、人のインタビュー記事も昔から好きです。この本がっていうよりも、ちょっとした一言に目が開かれたり、ずっと心に残って支えられたりしますね。人の生き方とか、ものの見方とか感じ方から自分にはなかった視点が得られるじゃないですか。

内門　おすすめの本は、ありますか？

樋口　例えば、医学書院の「シリーズ　ケアをひらく」は、自分の思い込みとか「常識」がひっくり返される感じで、生きるのが楽になると思います。自分を苦しめているのは

「これはこうでなければならない」という思い込みなので、それが崩れるともっと自由になれますよね。

認知症になったら人生終わりだとか、人の世話になってはいけないとか、ただの思い込みなんですが、そういうものに縛られて苦しんでいることが多いと感じます。私もそうでした。

†本が症状を代弁する

内門　『誤作動する脳』も、そのシリーズの一冊ですよね。樋口さんのように、症状をこれだけ詳しく記述できる人は限られると思います。他の人は樋口さんの本を読んで、「そうそう。私もこうなんです」と医師や家族に伝えられると思いますよ。

樋口　同病の方から「そう、これなんだよ！　こういう感じなんだ」と言われました。発達障害のある方からも「私は生まれた時からこうだけど、これって症状だったのか」という感想がありました。注意障害とか、感覚過敏とか、いろいろ共通しているんですね。

私は症状に興味があって、当事者によく質問するんです。でも言葉にしにくいんですね。「こうですか？　ああですか？」と二択で聞いていっても、具体像がなかなか掴めなかったりします。初めて経験する感覚的なものを言語化するって難しいんですね。その人が経験している世界を知りたい、なぜそうなるのかを知りたいと、すごく思っているんですけど。

内門 症状は、代表的な「認知機能の変動」にしても、私自身は経験したことがないから、患者さんを見て想像するしかないんですよね。今日はクリアで体調も頭の働き具合も良さそうだなとか、今日はちょっと調子悪そうだから会話が難しいかなとか。まあ、幻視だって、医師は見たことがないから想像する以外ないわけです。

でも『私の脳で起こったこと』を読むと、「ああ、こういうのが認知機能の変動なんだ」とわかる。日記なので、認知機能も精神状態も日々変動し続けているのが、リアルに伝わりますね。だから樋口さんの本は、医師にもすごく役に立つと感じました。

樋口 そうであれば、ものすごくうれしいです。コロナ禍で人と会う機会が減ったせいもありますが、「あなたの本が役に立ちました」なんて直接言われることはまずないので、自分ではわからないです。

『私の脳で起こったこと』を二〇一五年に出した後は、直接批判されることがよくあったんです。「こんな人が、レビー小体型認知症であるはずがない」とか、医療者からも言われました。診断したのはこの病気に詳しい専門医なんですが、批判は常に医師ではなく患者側に向かうんですね。でも、最近はあまり言われなくなりました。

内門　私のアルツハイマー病の患者さんのAさんという方が、以前私と一緒に講演活動をしていました。七〜八年前かな。今のように当事者がどんどん出てくる前ですね。その頃もやっぱり、「認知症じゃないでしょ」というような冷たい扱いを受けてましたね。

樋口　今は診断を受けた本人が全国で活躍していて、顔や名前を出すことは珍しくなくなりましたよね。この一〇年ですごく大きく変化したと感じています。**認知機能の障害があっても長く元気に活動する方が増えたし、一昔前と比べると、診断後もかなり長い期間元気に過ごす方が増えている**と医師から聞きました。

でも、今も流暢に話せる方が講演をすると、「認知症じゃないだろ」と言われるようです。個人差がすごく大きいのに、認知症らしい外見や話し方であるはずだという間違ったイメージが浸透しているんですよね。それが、診断された方や家族を苦しめているんです。

内門　広島の竹内裕さんという方は認知症と診断されて、一〇年後に誤診だったって言われたそうですね。認知症でないのに認知症と診断される人も、一定数いそうです。

樋口　以前、ＮＨＫが調査して、少なくないと報道していましたね。薬の副作用で認知機能が低下していた人とか、せん妄や側頭葉てんかんやうつ病などを認知症と誤って診断される人が多いということでした。未診断の発達障害のある方が老いてきた時に、認知症と誤診される場合があるという話も医師から聞きました。せん妄で現れる幻視や、目の病気で視力が衰えた時に現れやすい幻視（シャルル・ボネ症候群）から、レビー小体型認知症に間違えられる例もあるそうです。

竹内さんは友人なんですが、診断されたことの悪影響が小さくなかった。それでも認知症と診断された人たちのためにピアサポートの活動をずっと続けてきたんです。長年活躍されている若年性アルツハイマー病のある丹野智文さんも、竹内さんと出会って初めて立ち直れたんです。その丹野さんが、今度は絶望している全国の当事者を勇気づけて、その人たちがまた元気を出して全国各地で活動を始めて。そんなふうにどんどん広がっているんです。それは、すごいことじゃないですか。

内門　樋口さんにもそういう力、ありますよ。

樋口　そうですか?!　私は体調が不安定なこともあって、当事者や介護家族を直接支えるような活動はしていないんです。レビー小体病の悩みは、アルツハイマー病と違って、医療に関することが多いんです。症状に対する治療薬とか、今飲んでいる薬が合わないとか、専門的なことです。私は答えられませんし、医療者ではないので答えてもいけない。だからサポート医や専門職も加わっている、全国の「レビー小体型認知症サポートネットワーク（DLBSN）」に相談の受け皿になってほしいと願っています。

私は人の苦悩を聞くと眠れなくなりますし、体調を崩してしまうんです。だから、いつも本当に心が痛むんですが、個人的な相談にはのれないんです。私にできるのは、コツコツ書いて情報発信することくらいです。

†生きがい、やりがいを持つことが最高の治療法

内門　手紙やSNSを通して医療的な相談をされても困りますよね。答えられないですよ。「レビー小体型認知症サポートネットワーク」や「包括支援センター」に相談するとか、相談窓口に当たってみてほしいですね。

樋口さんは、DLBSNの会にも参加されたんですよね？

樋口　兵庫や大阪の会に呼ばれて、お話ししました。DLBSN大阪は素晴らしい活動をされていて、「こういう集まりが全国どこにでもあったらいいのに」と強く思いました。ケアマネとか、作業療法士とかいろいろな職種の方たちがいて、本人や家族の悩みに答え

てくれるんです。心強いですよね。

東京の集まりにも行きました。この病気に詳しいサポート医の先生方がずらっといらして、家族の質問に答えていました。あんな会が本当に必要だと思います。コロナ禍以降、活動を休止しているところが多いみたいですが。

内門　樋口さんの本には、同じように苦しまれている人をなんとかして楽にしてあげたいという気持ちがあふれていますよね。それは生きがい、やりがいだと思うんですが、そういう使命感を持つことが病気の進行を遅らせている、と実感することはありますか?

樋口　生きる張り合いがあることは、何よりも脳の働きを高めると感じます。調子が少し悪い時でも、人前で話さなければいけないとなるとシャキッとしてできてしまうので、自分でもびっくりします。その後は、寝込むんですが。

脳の働きを低下させるのは、役割も楽しみも人との会話も笑顔もない生活じゃないでしょうか。歩かなければ歩けなくなるように、脳も使わなければ、働かなくなるんだと思います。嫌いな計算ドリルを必死でやるんじゃなくて、**家でも家の外でも何か役割を持って、人と笑い合いながら過ごしている人は、認知症があっても周囲を困らせるような症状はあまり出ないでしょうし、進行もゆるやかになる気がします。**

使命感は私自身は感じていないんです。ゴミ拾いみたいに誰かがしないといけないことだとは思うんですが。人前やメディアに出る時は、普段とは別の人間になって「見せ物」の役をやっている感じです。患者代表みたいに思われるのも嫌ですね。具体的に私の本や活動が人の役に立てたと知る時は素直にうれしいですが、そんな機会も滅多にないです。
ただ、書くことだけは昔から好きで一番したいことなので、書くことは生きがいですね。これがなかったら、自分を支えてこられなかったと思います。

内門　診断前に仕事で失敗を繰り返したことが書かれていますが、今はこうして対談や執筆の仕事ができていますよね。レビー小体病の患者さんに向く仕事などありますか？　やはり好きなことがいいんでしょうか？

樋口　私は今でも、普通の仕事はできないと思います。満員電車で通勤して九時―五時で働くとか、手順や名前を覚えるとか、同時進行で複数のことを進めるとか、まったく無理です。立ち仕事とか体力を使う仕事も。
脳がすぐ疲れるので、一時間ごとに休憩するとか、疲れたら横になって昼寝をしたいです。低気圧などで朝から絶不調の日もあります。執筆のような、自宅で休み休み自分のペースでできる仕事だから可能なんだと思います。人よりずっと時間がかかるので、お金にはなりませんけど、書くことが何よりも好きなので満足しています。
仕事がストレスになっては病気も悪化するので、楽しめることが大事だと思います。以前から好きで、得意だと思っていることを活かせたらベストですよね。

†できないことは悪くない

内門　常に感じているご自身の体の不調感について、「**体調は六〇パーセントでいい**」と書かれていましたね。六〇点はテストではギリギリですけど、合格ラインですよね。私もよく患者さんに「まあ、六〇点でいいよね」と言ったりしてるんですよ。同じだなと思って。

樋口　でもレビー小体病の方は、割と一〇〇点じゃなきゃ気が済まない感じですよね。

内門　そうなんですよ！　どうしてなんでしょうね。一〇〇点を目指すから苦しいと思うんですが。

樋口　よけい苦しくなっちゃいますよね。特に男性に多い感じがします。

内門　そう！　特に男性なんですよ。

樋口　体調は万全じゃなきゃ嫌だ、やるならきちんとできなきゃダメだ、白黒つけずにグレーのままにするのは嫌だと言われる方がいますね。「六〇パーセントでいいじゃないですか。ちょっと不調なのが私の〝普通〟って、思ってるんですよ」って、私は言うんですけど。

内門 治療で一〇〇パーセントを目指されると、「それは、わがままですよ」と言いたくなっちゃいますね。まあ、言ってますけど（笑）。でも、樋口さんのおっしゃる通りですよ。どうしてなのかな。

樋口 「真面目な人しかレビー小体型認知症にはなりません」と、小阪憲司先生が講演会でおっしゃっていました。きっちりしていないと気が済まないというか。そういう性格傾向にも通じるんでしょうか。

内門 パーキンソン病になりやすいのは、真面目な人だと言ったりしますね。

樋口 ストレスを強く受けやすい性格ということなんでしょうか？

内門 それも一理ありそうですね。やっぱりストレスを避けるためには、気楽に考えていた方がいいでしょうね。

樋口 レビー小体病に限らず、認知症の診断を受けてすごく苦しんでいる方は、できないことを無理やりやろうとしているんですよ。覚えられないのに必死で覚えるとか、計算ができないのに必死で計算するとか。誰にも頼らずに一人で歯を食いしばってやるとか。それでうまくいかなくて、「情けない」とか、「迷惑をかけている」とか、自分を責めている。すごく真面目な方だと思うんですが、それでは脳に自分で毒を注いで、自分から悪化させているようなものです。いいことは何もない。

できないって、何も悪くないですよ。病気の症状なんですから。他のことならできることがいっぱいあるんですから。自分が好きで得意で、やっていて楽しいと思えることをすればいいんです。楽しいって、脳には最高の薬なんです。

自分で自分を苦しめることはやめて、どうしたら少しでも楽になるか、それだけ考えればいいと思っています。

自分の症状を隠すことも、大きなストレスです。別に病名を公表する必要はないと思うんです。まだ誤解の方が大きいですから。

「私、これは、苦手になっちゃったから代わりにやってね。頼りにしてるよ。でもこれはできるから、私がやるね。任せて」と笑って言えれば、ほとんどの問題は解決すると思うんです。自分も楽になるし、周囲もその方が楽になると思います。

長生きすればするほど、誰でもできないことが増えるんですから。みんな仲間です。

内門　認知症であってもなくても、喜びを持って生きることはできますからね。

樋口　この本がそのために少しでも役立てば、何よりも嬉しいです。自分が診断された時、切実に必要としていた本を、先生のご協力でやっとつくることができてほっとしています。本当にありがとうございました。

内門　私にとっても樋口さんから多くの学びをいただきました。全ての医療者に読んでもらいたいです。こちらこそありがとうございました。

【注】

1　McKeith IG,. Reseach criteria for the diagnosis of prodromal dementia with Lewy bodies, *Neurology*. 2020 Apr 28; 94(17):743–755.

2　Frigerio R, et al. Incidental Lewy body disease: do some cases represent a preclinical stage of dementia with Lewy bodies? *Neurobiol Aging*. 2011 May; 32(5):857–63. doi: 10.1016/j.neurobiolaging.2009.05.019. Epub 2009 Jun 26. PMID: 19560232; PMCID: PMC3366193. レビー小体病は、六〇歳以上の神経学的に正常な人々の八〜一七％に発生し、偶発的レビー小体病（iLBD）と呼ばれます。

3　Okuzumi A, et al. Propagative α-synuclein seeds as serum biomarkers for synucleinopathies. Nat Med. 2023 Jun; 29(6):1448–1455. doi: 10.1038/s41591-023-02358-9. Epub 2023 May 29. PMID: 37248302; PMCID: PMC10287557.　https://www.juntendo.ac.jp/news/14170.html

4　Uchikado H, et al. Dementia with Lewy bodies showing advanced Lewy pathology but minimal Alzheimer pathology-Lewy pathology causes neuronal loss inducing progressive dementia. *Clin Neuropathol*. 2002 Nov-Dec; 21(6):269–77. PMID: 12489676.

5　http://www.d-lewy.com/qa.html

6　https://www.jstage.jst.go.jp/article/jsg/26/3/26_3_339/pdf

7　https://www.rouninken.jp/member/pdf/20_pdf/vol.20_04-20-03.pdf

8　https://www.jstage.jst.go.jp/article/amr/9/12/9_091202/_pdf/-char/en

9　大石智『認知症のある人と向き合う』新興医学出版社・二〇二〇年

10　Uchikado H, et al., Lewy bodies in progressive supranuclear palsy represent an independent disease process, *J Neuropathol Exp Neurol*. 2006 Apr; 65(4):387–95.

11　Golimstok A, et al. *Eur J Neurol*. 2011 Jan; 18(1):78–84. doi: 10.1111/j.1468-1331.2010.03064.x. PMID:

20491888.

12 Prentice JL, et al., A systematic review and comparison of neurocognitive features of late-life attention deficit/hyperactivity disorder and dementia with Lewy bodies. *J Geriatr Psychiatry Neurol.* 2021 Sep; 34(5):466-481.

13 社会福祉法人、浦河べてるの家理事長。ソーシャル・ワーカー。北海道医療大学名誉教授。べてるの家は、精神障害等をもつ当事者の地域活動拠点。当時者研究が始まった場所でもある。

14 フィンランドで開発されてきた精神科医療の包括的なアプローチ。患者とその家族や友人、精神科医だけでなく臨床心理士や看護師といった関係者が車座になり、繰り返し「対話」を重ねていく。公開されている「対話実践のガイドライン」に従えば、専門家が参加しなくても、対話実践は可能という。

付録（役立つサイト・本・映画・症状集）

●症状一覧（16～17頁）を見て、病気を疑ったら

＊「専門医の探し方」（レビー小体型認知症研究会） http://www.d-lewy.com/

＊レビー小体型認知症サポートネットワーク（DLBSN） http://dlbsn.org

●この病気の基礎的なことを知る

＊レビー小体型認知症介護ガイドブック（レビー小体型認知症家族を支える会）小阪憲司監修
https://www.ghkyo.or.jp/ghkyo/2015.02.02.1.pdf

＊レビー小体型認知症の症状はおもに幻視という「誤解」（エイト）内門大丈監修
https://shigetahouse.org/wp/?p=7619

＊「レビー小体型認知症とは？」（認知症スタジアム）齋藤正彦医師の短い動画
https://www.youtube.com/watch?v=VBUoFYoYacA

●さらに詳しく動画で知る

＊疾患についてちゃんと学ぶシリーズ②「レビー小体型認知症」（「パーソン・センタードな視点から未来を見つめる」）内門大丈講演と樋口も加わった話し合い
https://www.youtube.com/watch?v=7TUfyW-n4N8

＊ Vol 23 20201026　レビー小体型認知症サポートネットワーク　Q&A質問への回答

（【公式】認知症関係当事者・支援者連絡会議）ＤＬＢＳＮ発信の動画が多数ある

https://www.youtube.com/watch?v=Z3MN5VS14aI&t=301s

＊20221001　ＤＬＢＳＮ三重（Atsushi Kasama）

https://www.youtube.com/watch?v=eEztsfmL_qs

＊レビーフォーラム2015［パネルディスカッション］（認知症スタジアム）

本人と家族からの質問への回答

https://www.youtube.com/watch?v=LIVUDyDJMEY&t=595s

●この病気に限らず認知症のある人たちの体験談から希望を持つ

＊本人にとってのよりよい暮らしガイド（日本認知症本人ワーキンググループ）

https://www.jdwg.org/guide/

＊エイト（一般社団法人栄樹庵　ＳＨＩＧＥＴＡハウス）　https://8eight.org/

＊「認知症の語り」（認定ＮＰＯ法人健康と病いの語りディペックス・ジャパン）動画集

https://www.dipex-j.org/dementia/

＊本人座談会（認知症の理解を深める普及・啓発キャンペーン）動画集

https://www.npwo.or.jp/dementia_campaign/index.html

●地域の情報・サポートを探す

＊地域包括支援センター（自分の住む市区と二語で検索）

＊認知症関係当事者・支援者連絡会議（認知症関連の団体が連携して情報提供するサイト）
https://ninchisho-renrakukai.com/

●役立つ情報

＊くすりのしおり（一般社団法人くすりの適正使用協議会）薬について調べるサイト
https://www.rad-ar.or.jp/siori/

＊高齢者が気を付けたい多すぎる薬と副作用（「高齢者の多剤処方見直しのための医師・薬剤師連携ガイド作成に関する研究」研究班）
https://www.jpn-geriat-soc.or.jp/info/topics/pdf/20161117_01_01.pdf

＊「せん妄」をご存知ですか？（岡山大学病院　周術期管理センター）動画
https://youtube.com/watch?v=/Fmv6E2M3IzE

＊「パーキンソン病と上手に付き合うために」（滋賀県公式 YouTube チャンネル）
https://www.youtube.com/watch?v=tbL_HCDFW74&t=9s

＊認知症ちえのわ net（研究代表者数井裕光）困りごとへの対応方法共有サイト
https://chienowa-net.com/

＊優しさを伝える介護の基礎とコツ　フランス生まれの介護技術「ユマニチュード」

（高齢者ケア研究室）動画　https://www.youtube.com/watch?v=OOWbk9FKRKs

＊高齢者を支える口腔ケアマニュアル（宮崎県・宮崎県口腔保健支援センター）
https://www.pref.miyazaki.lg.jp/documents/62313/62313_20210712102902-1.pdf

●本文に出てきたもの

＊認知症疾患診療ガイドライン２０１７
https://www.neurology-jp.org/guidelinem/nintisyo_2017.html

＊オープンダイアローグ対話実践のガイドライン（オープンダイアローグ・ネットワーク・ジャパン）
https://www.opendialogue.jp/対話実践のガイドライン/

＊認知症のないレビー小体型認知症はありえるのか？（レビー小体型認知症研究会）
http://www.d-lewy.com/qa.html

＊2016 認知症ネットワークフォーラム in 三重（ふぁこチャンネル）後半が公開座談会Ｄ７
https://www.youtube.com/watch?v=m36RncncPy4

＊「樋口直美さん講演映像（2018.06.29）」（DFJI）認知症フレンドリージャパン・イニシアチブ
https://www.youtube.com/watch?v=awsZ8Pq6vJs

＊ VR Angle Shift（シルバーウッド）ＶＲ認知症を紹介するサイト　https://angleshift.jp/

●レビー小体型認知症を知るための本・映画

［**一般向けの本**］

『レビー小体型認知症　正しい基礎知識とケア』内門大丈監修・池田書店・二〇二〇年

『レビー小体型認知症がよくわかる本』小阪憲司著・講談社・二〇一四年

『レビー小体型認知症の介護がわかるガイドブック』小阪憲司・羽田野政治著・メディカ出版・二〇一〇年（絶版）

『私の脳で起こったこと』樋口直美著・ブックマン社・二〇一五年／ちくま文庫・二〇二二年

『誤作動する脳』樋口直美著・医学書院・二〇二〇年

『麒麟模様の馬を見た』三橋昭著・小野賢二郎監修メディア・ケアプラス・二〇二〇年

『認知症世界の歩き方』筧裕介著・ライツ社・二〇二一年

［**医療者向けだが参考になる本**］

『認知症のある人と向き合う』大石智著・新興医学出版社・二〇二〇年

『認知症の精神療法――アルツハイマー型認知症の人との対話』繁田雅弘・HOUSE出版・二〇二〇年

［**映画**］

『話す犬を、放す』熊谷まどか監督・つみきみほ主演・二〇一七年

『ファーザー』フロリアン・ゼレール監督・アンソニー・ホプキンス主演・二〇二〇年

『妻の病　レビー小体型認知症』伊勢真一監督・二〇一四年

［**小説**］

村井理子『全員悪人』CCCメディアハウス・二〇二一年

小西マサテル『名探偵のままでいて』宝島社・二〇二三年

はらだみずき『やがて訪れる春のために』新潮社・二〇二〇年

●レビー小体型認知症に現れやすい症状（視空間認知障害を中心に）

幻覚…………実在しないものを知覚する。幻視・幻聴・幻臭・幻味・体感幻覚など。

幻視…………人、動物、虫など、そこに存在しないものが、ありありと見える。声や鳴き声を出すことは稀。（統合失調症では幻聴が主で幻視は少ない）

錯視…………実際にある物が、違うものにありありと見える。動きを伴うこともある。（例：ゴマが虫に、コードが蛇に、ハンガーにかけた服が人に見える）

パレイドリア……壁のシミなど形が曖昧なものがはっきりと顔などに見える。

キネトプシア……物が動いて見える。（例：皿が動く。天井が降りてくる）

変形視…………物が変形して見える。（例：柱が歪む。床が波打つ。壁が盛り上がる）

人物誤認…………人が別人に見える。（例：妻が他人に見える。息子が夫に見える）

カプグラ症候群…同居の家族などを、一時的に同じ顔をした偽者（悪人）と思う。

いったん部屋を出て、時間を置いて会うと元に戻ることが多い。

実態意識性……人の気配をありありと感じる。(例：後ろを誰かが通った)

幻の同居人……自宅に他人が住んでいると思い込む。(例：二階に誰かが住んでいる)

場所誤認……自宅を他人の家と思う。(例：ここは自分の家ではないと言う)

体感幻覚……体に感じる幻覚。(例：皮膚の下に虫が這う。何かが張り付いている)

幻聴……実在しない物音・声・音楽などが聞こえる。幻視よりも現れる頻度は低い。

嫉妬妄想……配偶者が浮気をしていると信じる。不安や寂しさから起こることもあり、愛情や関心を明確に示し続けることで徐々に収まることが多い。頭ごなしの否定や説得や叱責は状況を悪化させる。

図表作成＝朝日メディアインターナショナル株式会社

ちくま新書
1766

レビー小体型認知症《しょうたいがたにんちしょう》とは何《なに》か
――患者《かんじゃ》と医師《いし》が語《かた》りつくしてわかったこと

二〇二三年一二月一〇日 第一刷発行

著　者　樋口直美（ひぐち・なおみ）
内門大丈（うちかど・ひろたけ）

発行者　喜入冬子

発行所　株式会社 筑摩書房
東京都台東区蔵前二―五―三 郵便番号一一一―八七五五
電話番号〇三―五六八七―二六〇一（代表）

装幀者　間村俊一

印刷・製本　三松堂印刷 株式会社

ISBN978-4-480-07596-3 C0247

ちくま新書

674
ストレスに負けない生活
——心・身体・脳のセルフケア
熊野宏昭
ストレスなんて怖くない！　脳科学や行動医学の知見を援用、「力まず・避けず・妄想せず」をキーワードに自分でできる日常的ストレス・マネジメントの方法を伝授する。

998
医療幻想
——「思い込み」が患者を殺す
久坂部羊
点滴は血を薄めるだけ、消毒は傷の治りを遅くする、抗がん剤ではがんは治らない……。日本医療を覆う、根拠のない幻想の実態に迫る！

1109
食べ物のことはからだに訊け！
——健康情報にだまされるな
岩田健太郎
○○を食べなければ病気にならない！　似たような話はたくさんあるけど、それって本当に体によいの？　巷にあふれる怪しい健康情報を医学の見地から一刀両断。

1134
大人のＡＤＨＤ
——もっとも身近な発達障害
岩波明
近年「ＡＤＨＤ（注意欠如多動性障害）」と診断される大人が増えている。本書は、症状、診断・治療方法、他の精神疾患との関連などをわかりやすく解説する。

1140
がん幹細胞の謎にせまる
——新時代の先端がん治療へ
山崎裕人
人類最大の敵であるがん。ｉＰＳ細胞に代表される進歩著しい幹細胞研究。両者が出会うことでうまれた「がん幹細胞理論」とは何か。これから治療はどう変わるか。

1155
医療政策を問いなおす
——国民皆保険の将来
島崎謙治
地域包括ケア、地域医療構想、診療報酬改定。２０１８年に大転機をむかえる日本の医療の背景と動向を精細に分析し、医療政策のあるべき方向性を明快に示す。

1256
まんが　人体の不思議
茨木保
本当にマンガです！　知っているようで知らない私たちの「からだ」の仕組みをわかりやすく解説する。病院での専門用語でとまどっても、これを読めば安心できる。

ちくま新書

1261
医療者が語る答えなき世界
――「いのちの守り人」の人類学
磯野真穂
医療現場にはお堅いイメージがある。しかし実際はあいまいで豊かな世界が広がっている。フィールドワークによって明らかにされる医療者の胸の内を見てみよう。

1333-1
持続可能な医療【シリーズ ケアを考える】
――超高齢化時代の科学・公共性・死生観
広井良典
高齢化の進展にともない増加する医療費を、将来世代にこれ以上ツケ回しすべきではない。人口減少日本の最重要課題に挑むため、医療をひろく公共的に問いなおす。

1333-2
医療ケアを問いなおす【シリーズ ケアを考える】
――患者をトータルにみることの現象学
榊原哲也
そもそも病いを患うとは、病いを患う人をケアするとはどういうことなのか。患者と向き合い寄り添うために、現象学という哲学の視点から医療ケアを問いなおす。

1333-3
社会保障入門【シリーズ ケアを考える】
伊藤周平
年金、医療、介護。複雑でわかりにくいのに、この先も不透明。そんな不安を解消すべく、ざっくりとその仕組みを教えます。さらには、労災・生活保障の解説あり。

1333-4
薬物依存症【シリーズ ケアを考える】
松本俊彦
さまざまな先入観をもって語られてきた「薬物依存症」。第一人者が、その誤解をとき、よりよい治療・回復支援方法を紹介。医療や社会のあるべき姿をも考察する一冊。

1333-6
長寿時代の医療・ケア【シリーズ ケアを考える】
――エンドオブライフの論理と倫理
会田薫子
超高齢化社会におけるケアの役割とは？　介護現場を丹念に調査し、医者、家族、患者の苦悩をすくいあげ、人生の最終段階における医療のあり方を示す。

1415
双極性障害【第2版】
――双極症I型・II型への対処と治療
加藤忠史
統合失調症と並ぶ精神疾患、双極性障害（双極症）。この病気の性格と対処法とはどのようなものか。最新の研究成果と豊富なQ＆Aを収めたロングセラーの第2版。

ちくま新書

1447
長生きの方法　○と×
米山公啓
高齢者が血圧を下げても意味がない？　体にいいものを食べてもムダ？　自由で幸せな老後を生きるために知っておきたい、人生100年時代の医療との付き合い方。

1500
マンガ 認知症
ニコ・ニコルソン
佐藤眞一
「お金を盗られた」と言うのはなぜ？　突然怒りはじめるのはどうして？　認知症の人の心の中をマンガで解説。読めば心がラクになる、現代人の必読書！

1507
知っておきたい感染症【新版】
――新型コロナと21世紀型パンデミック
岡田晴恵
世界を混乱に陥れた新型コロナウイルスをはじめ、鳥インフルエンザやSARSなど近年流行した感染症の特徴や防止策など必須の知識を授ける。待望の新版刊行。

1532
医者は患者の何をみているか
――プロ診断医の思考
國松淳和
プロ診断医は全体をみながら細部をみて、病気の起きている理屈を考え、自在に思考を巡らせている。病態把握のために「みえないものをみる」、究極の診断とは？

1536
医学全史
――西洋から東洋・日本まで
坂井建雄
医学はいかに発展してきたのか。古代から西洋伝統医学が続けてきた科学的探究は一九世紀に飛躍的な発展を見せる。萌芽期から現代までの歴史を辿る決定版通史。

1584
認知症そのままでいい
上田諭
「本人の思い」を大切にしていますか？　治らなくていい、と知れば周囲も楽になれる。身構えずに受け入れるためのヒントを、認知症の専門医がアドバイスします。

1592
リンパのふしぎ
――未病の仕組みを解き明かす
大橋俊夫
全身の血管と細胞のすき間を満たし流れるリンパは、病気を未然に防ぐからだの仕組みに直結している。免疫力、癌治療、水分摂取……研究の最新情報を豊富に紹介。

ちくま新書

1663
間違いだらけの風邪診療
——その薬、本当に効果がありますか？
永田理希
鼻・のど・咳・発熱などの不調が出た時、病院に行きますか？　どんな薬を飲みますか？　昔の常識は今の非常識。敏腕開業医が診断と治療法のリアルを解説します。

1670
認知症パンデミック
飯塚友道
コロナへの過剰反応による「自発的ロックダウン」が認知症を蔓延させている。予防策と治療法を提示しつつ、認知症の本質に迫り、脳の理想的なあり方を考える。

1701
ルポ　副反応疑い死
——ワクチン政策と薬害を問いなおす
山岡淳一郎
新型コロナワクチン接種後の死亡者は１９００人に迫る。補償救済制度が存在するも驚くほど因果関係が認められない。遺族、解剖医、厚労省等に取材し真実に迫る。

1686
聞く技術　聞いてもらう技術
東畑開人
「聞かれることで、ひとは変わる」。人気カウンセラーが教える、コミュニケーションの基本にして奥義。読んですぐに実践できる、革新的な一冊。

1699
親は選べないが人生は選べる
高橋和巳
どんな人も、生まれる環境や親は選べないが、そこから自分の人生を自由に選ぶことはできる。カウンセリング経験豊かな精神科医が「親との別れ方」を指南する。

1714
職場のメンタルヘルス・マネジメント
——産業医が教える考え方と実践
川村孝
社員が会社に来なくなった……。悩ましい事例にどう対応したらよいか。実務から考え方まで、管理職や人事担当者が押さえておくべきポイントをわかりやすく解説。

1719
心理学をつくった実験30
大芦治
パヴロフの犬、エビングハウスの忘却曲線から、ミルグラムの服従実験やマシュマロテストまで。30の名実験を紹介しつつ、心理学の流れを一望する画期的入門書！

ちくま新書

1728 ACE《エース》サバイバー ——子ども期の逆境に苦しむ人々　三谷はるよ

子ども期の逆境体験ACEは心と身体を蝕み、その後の人生の病気・低学歴・失業・貧困・孤立等様々な困難に結びつく。サバイバーが不利にならない社会を考える。

1756 ルポ 高学歴発達障害　姫野桂

エリートなのに仕事ができない——理解が得られにくい不条理に自身も発達障害者であるライターが、当事者、大学教員、精神科医、支援団体への取材を通じて迫る。

1759 安楽死が合法の国で起こっていること　児玉真美

終末期の人や重度障害者への思いやりからの声がある一方、医療費削減を公言してはばからない日本の政治家やインフルエンサー。では、安楽死先進国の実状とは。

1456 精神科医が教える 聴く技術　高橋和巳

人の話を聴くことは難しい。精神科医であり、多くのカウンセラーを育てた著者が教える「聴く技術」。四つのステップに分けて、事例と共にわかりやすく解説する。

1541 手話の学校と難聴のディレクター ——ETV特集「静かで、にぎやかな世界」制作日誌　長嶋愛

難聴のTVディレクターが手話の学校にやってきた。そこでみつけた「共に生きる」ことの意味とは——。ETV特集『静かで、にぎやかな世界』の舞台裏。

1652 だからフェイクにだまされる ——進化心理学から読み解く　石川幹人

人がフェイクニュースや嘘にだまされてしまう7つの心理的トリックを取り上げ、「疑う」態度を身につけることを推奨し、かつ社会的制度作りも必要なことを説く。

1667 子どもに学ぶ言葉の認知科学　広瀬友紀

ヘンテコな答えや言葉遣いには、ちゃんと意味がある。子どもの、あるいは人間一般の心の働き、認知のしくみ、言葉の法則や性質について、楽しく学べる一冊。